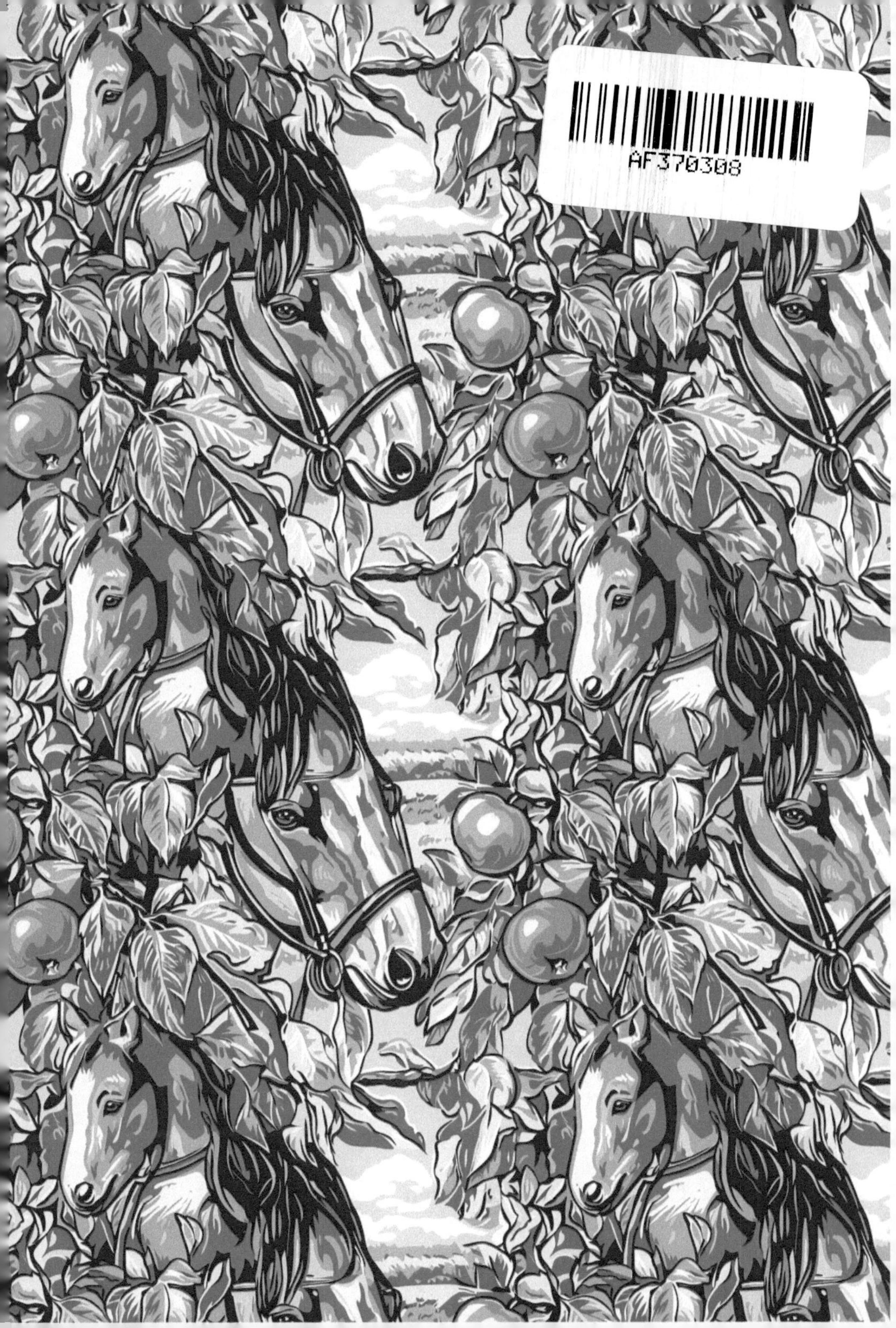
AF370308

Inhoudsopgave

- Colofon

- Inleiding

1. Anatomie en fysiologie van het paard

- 1. 1. Bewegingsapparaat

  - 1. 1. 1. Skeletopbouw en botstructuur

  - 1. 1. 2. Spieren en pezen

  - 1. 1. 3. Hoefmechanisme

  - 1. 1. 4. Wervelkolomfunctie

- 1. 2. Orgaansystemen

  - 1. 2. 1. Ademhalingsorganen

  - 1. 2. 2. Spijsverteringsstelsel

  - 1. 2. 3. Hart- en vaatstelsel

  - 1. 2. 4. Zenuwstelsel

  - 1. 2. 5. Hormoonsysteem

- 1. 3. Stofwisselingsprocessen

  - 1. 3. 1. Energiehuishouding

  - 1. 3. 2. Mineralenstofwisseling

  - 1. 3. 3. Vitaminebehoefte

  - 1. 3. 4. Waterhuishouding

2. Natuurlijke geneeswijzen

- 2. 1. Kruidenleer

  - 2. 1. 1. Geneeskrachtige kruiden voor luchtwegen

- 2. 1. 2. Spijsverteringsbevorderende kruiden
- 2. 1. 3. Immunversterkende Planten
- 2. 1. 4. Wondgenezende kruiden
- 2. 2. Fysiotherapie
  - 2. 2. 1. Manuele Therapie
  - 2. 2. 2. Kinesiologisch Taping
  - 2. 2. 3. Massagetechnieken
- 2. 3. Alternatieve therapieën
  - 2. 3. 1. Acupunctuur
  - 2. 3. 2. Osteopathie
  - 2. 3. 3. Homeopathie
  - 2. 3. 4. Bachbloesems

3. Medische basiszorg
- 3. 1. Stalapotheek
  - 3. 1. 1. Basisuitrusting
  - 3. 1. 2. Verbandmaterial
  - 3. 1. 3. Medicijnen
  - 3. 1. 4. Desinfectiemiddelen
- 3. 2. Eerste hulp
  - 3. 2. 1. Wondverzorging
  - 3. 2. 2. Koliek symptomen
  - 3. 2. 3. Noodmaatregelen
- 3. 3. Preventieve onderzoeken

- 3. 3. 1. Tandcontrole

- 3. 3. 2. Vaccinatiepreventie

- 3. 3. 3. Ontworming

- 3. 3. 4. Hoefverzorging

4. Trainingsfysiologie

- 4. 1. Spieropbouw

  - 4. 1. 1. Trainingsbasis

  - 4. 1. 2. Gymnastiek

  - 4. 1. 3. Krachtopbouw

  - 4. 1. 4. Regeneratie

- 4. 2. Bewegingsleer

  - 4. 2. 1. Gangarten

  - 4. 2. 2. Coördinatie

  - 4. 2. 3. Balans

- 4. 3. Prestatieoptimalisatie

  - 4. 3. 1. Belastingsbeheer

  - 4. 3. 2. Trainingsplanning

  - 4. 3. 3. Blessurepreventie

- Bronnen

- Afbeeldingsbronnen

Artemis Saage

Paardengezondheid & Anatomie: De Complete Gids voor Paard en Ruiter

Van anatomie paard tot natuurlijke geneeswijzen - Een praktisch paardenboek voor paardrijden en gezondheidsmanagement

216 Bronnen
64 Foto's / Afbeeldingen
21 Illustraties

Colofon

Saage Media GmbH
c/o SpinLab – The HHL Accelerator
Spinnereistraße 7
04179 Leipzig, Germany
E-Mail: contact@SaageMedia.com
Web: SaageMedia.com
Commercial Register: Local Court Leipzig, HRB 42755 (Handelsregister: Amtsgericht Leipzig, HRB 42755)
Managing Director: Rico Saage (Geschäftsführer)
VAT ID Number: DE369527893 (USt-IdNr.)

Uitgever: Saage Media GmbH
Publicatie: 12.2024
Omslagontwerp: Saage Media GmbH
ISBN Paperback: 978-3-384-44577-3
ISBN Ebook: 978-3-384-44578-0

Beste lezers,

ik dank u hartelijk dat u voor dit boek hebt gekozen. Met uw keuze heeft u mij niet alleen uw vertrouwen gegeven, maar ook een deel van uw kostbare tijd. Dat waardeer ik zeer.

De gezondheid van uw paard is de basis voor gezamenlijke successen en een harmonieuze samenwerking. Dit praktische handboek verbindt gedegen veterinaire kennis met beproefde natuurgeneeskundige methoden. Van de gedetailleerde anatomie van het bewegingsapparaat tot concrete instructies voor eerste hulp, u krijgt een uitgebreid inzicht in de gezondheid van paarden. Profiteer van de combinatie van reguliere medische inzichten met alternatieve behandelingsmethoden zoals kruidenheling en kinesiotaping. Het boek biedt praktische kennis over de preventie en behandeling van veelvoorkomende klachten - van spieropbouw tot gerichte ondersteuning van het bewegingsapparaat. Met deze gids ontwikkelt u een dieper begrip van de lichamelijke samenhangen van uw paard en kunt u gezondheidsproblemen eerder herkennen. Versterk uw competentie in de paardenverzorging en bouw een waardevolle kennisbasis op voor de optimale verzorging van uw viervoetige partner.

Ik wens u nu een inspirerende en verhelderende leeservaring. Als u suggesties, kritiek of vragen heeft, stel ik uw feedback op prijs. Alleen door actieve uitwisseling met u, de lezers, kunnen toekomstige edities en werken nog beter worden. Blijf nieuwsgierig!

Artemis Saage
Saage Media GmbH

- support@saagemedia.com
- Spinnereistraße 7 - c/o SpinLab – The HHL Accelerator, 04179 Leipzig, Germany

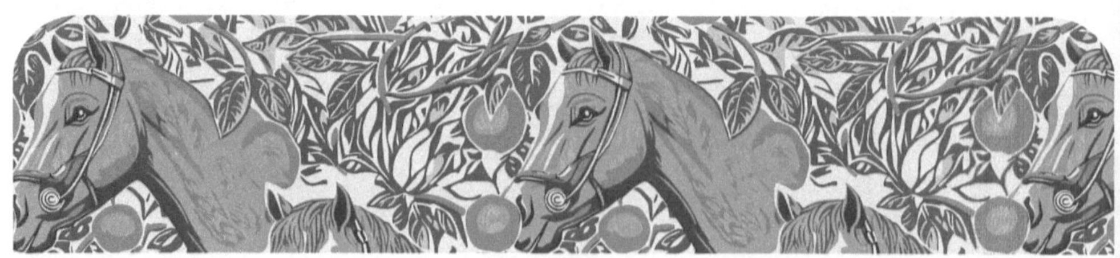

Inleiding

Om u de best mogelijke leeservaring te bieden, willen we u vertrouwd maken met de belangrijkste kenmerken van dit boek. De hoofdstukken zijn in een logische volgorde gerangschikt, zodat u het boek van begin tot eind kunt lezen. Tegelijkertijd is elk hoofdstuk en subhoofdstuk ontworpen als een zelfstandige eenheid, zodat u ook selectief specifieke secties kunt lezen die voor u van bijzonder belang zijn. Elk hoofdstuk is gebaseerd op zorgvuldig onderzoek en bevat uitgebreide referenties. Alle bronnen zijn direct gelinkt, zodat u indien gewenst dieper in het onderwerp kunt duiken. Ook de in de tekst geïntegreerde afbeeldingen bevatten passende bronvermeldingen en links. Een volledig overzicht van alle bronnen en afbeeldingscredits vindt u in de gelinkte bijlage. Om de belangrijkste informatie effectief over te brengen, sluit elk hoofdstuk af met een beknopte samenvatting. Technische termen zijn onderstreept in de tekst en worden uitgelegd in een gelinkte woordenlijst die direct daaronder is geplaatst. Voor snelle toegang tot aanvullende online content kunt u de QR-codes scannen met uw smartphone.

Extra bonusmateriaal op onze website

Op onze website stellen wij de volgende exclusieve materialen ter beschikking:

- Bonusinhoud en extra hoofdstukken
- Een compact totaaloverzicht
- Een PDF-bestand met alle bronvermeldingen
- Aanvullende leesaanbevelingen

De website is momenteel nog in aanbouw.

SaageBooks.com/nl/paardengezondheid-bonus-DB68XR

1. Anatomie en fysiologie van het paard

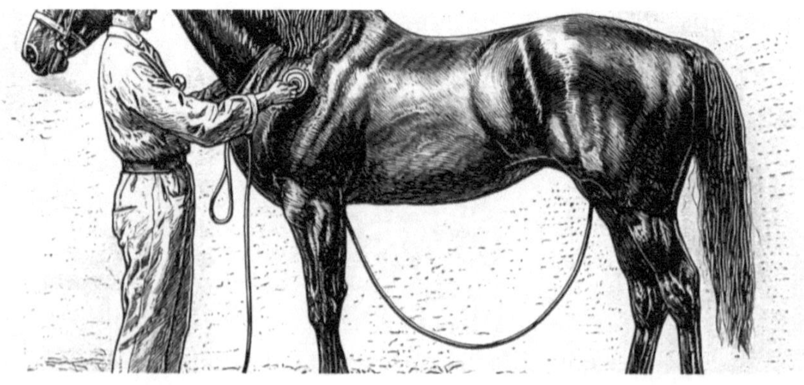

Hoe werkt het lichaam van een paard en wat maakt het zo bijzonder? Deze vraag houdt zowel paardeneigenaren, dierenartsen als wetenschappers bezig. Het organisme van het paard is een fascinerende samenwerking van verschillende systemen - van het krachtige bewegingsapparaat tot het hooggespecialiseerde spijsverteringsstelsel en het fijn afgestemde hormoonsysteem. Terwijl de evolutie het paard heeft gevormd tot een uithoudingsvermogen vlucht dier, stellen we vandaag de dag heel andere eisen aan onze viervoetige partners. Of het nu als sportpaard, recreatiepartner of therapiepaard is - het begrip van de anatomische en fysiologische basisprincipes is essentieel voor een diervriendelijke huisvesting, training en medische zorg. Hoe reageert het paardenlichaam op verschillende belastingen? Welke rol spelen hormonen en stofwisselingsprocessen voor gezondheid en prestaties? En hoe kunnen we ziekten voorkomen? De antwoorden op deze vragen liggen in de gedetailleerde beschouwing van de verschillende orgaansystemen en hun onderlinge interacties. Alleen wie de basisprincipes begrijpt, kan ziekteverschijnselen vroegtijdig herkennen en adequaat reageren. De volgende hoofdstukken bieden een gedegen inzicht in de complexe anatomie en fysiologie van het paard - van de basisprincipes tot actuele wetenschappelijke bevindingen. Deze kennis vormt de basis voor alle verdere aspecten van de gezondheid van het paard.

1. 1. Bewegingsapparaat

et bewegingsapparaat van het paard is een hoogcomplex systeem van botten, spieren, pezen en banden, dat zich over miljoenen jaren perfect heeft aangepast aan de eisen van een vlucht dier. Hoe slagen deze ongeveer 500 kg zware dieren erin zich zowel krachtig als elegant voort te bewegen? Welke mechanismen stellen hen in staat om urenlang te grazen en in het volgende moment razendsnel te vluchten? De antwoorden liggen in de bijzondere constructie van het equine bewegingsapparaat: van het verfijnde hoefmechanisme tot de elastische wervelkolom en de krachtige spieren en pezen. Het begrip van deze anatomische en fysiologische samenhangen is fundamenteel voor iedereen die met paarden werkt - of het nu als eigenaar, trainer of therapeut is. Want alleen wie de werking van het bewegingsapparaat kent, kan problemen vroegtijdig herkennen en door geschikte maatregelen voorkomen. De volgende hoofdstukken belichten de afzonderlijke componenten van het bewegingsapparaat in detail en tonen aan hoe nauw hun samenwerking is voor de gezondheid van het paard.

„Musculoskeletale aandoeningen zijn de meest voorkomende diagnose in de paardengeneeskunde, waarbij genezingsprocessen vaak niet leiden tot een volledige regeneratie, maar in plaats daarvan inferieur littekenweefsel ontstaat.“

1. 1. 1. Skeletopbouw en botstructuur

Het paardenlichaam is een fascinerend voorbeeld van de perfecte aanpassing aan snelheid en kracht. De botstructuur is bijzonder rijk aan <u>collageen</u>, een eiwit dat het bot zowel stabiliteit als een zekere elasticiteit verleent [s1]. Deze speciale samenstelling stelt paarden in staat om enorme belastingen tijdens de beweging op te vangen. Eigenaren moeten daarom, vooral in de opbouwfase van jonge paarden, letten op een evenwichtige calciumvoorziening, aangezien dit de basis vormt voor een gezonde botontwikkeling. De collageenstructuur in het paardenbot verandert duidelijk in de loop van het leven. Bij jonge paarden is er een zeer dichte en hooggeorganiseerde rangschikking van collageenfibrillen, die met de leeftijd losser en minder gestructureerd wordt [s1]. Dit verklaart waarom oudere paarden vaak kwetsbaarder zijn voor botproblemen en daarom voorzichtig getraind moeten worden. Een bijzonder belangrijk onderdeel van het bewegingsapparaat is het gewrichtskraakbeen (AC), dat de gewrichtseinden bedekt [s2]. Dit speciale kraakbeen is opgebouwd uit drie zones, die elk verschillende functies vervullen. De oppervlakkige zone zorgt met parallel lopende collageenfibrillen voor wrijvingloze bewegingen. Daaronder ligt de middelste zone met willekeurig georiënteerde vezels, terwijl in de diepe zone de fibrillen loodrecht op het gewrichtsoppervlak lopen. Deze verfijnde architectuur, ook wel <u>Benninghoff-architectuur</u> genoemd, ontwikkelt zich tijdens de rijpingsfase van het paard [s2]. Het <u>suspensorium</u>, een evolutionair afgeleid peesband uit de middelste tussenspierspier, speelt een centrale rol bij de stabilisatie van het kootgewricht [s3]. Het voorkomt een overmatige overstrekking en is daarmee essentieel voor de gezondheid van de ledematen. Interessant is dat het spierpercentage in het suspensorium verschilt tussen voor- en achterbenen, waarbij de voorbenen een C-vormige en de achterbenen een lineaire spierindeling vertonen [s3]. Voor trainers is het belangrijk te weten dat Standardbreds een hoger spierpercentage in het suspensorium hebben dan volbloeden, wat in de trainingsopzet in overweging moet worden genomen. De biomechanische eigenschappen van het gewrichtskraakbeen zijn nauw verbonden met de samenstelling ervan [s2]. Tijdens de beweging verdeelt en vermindert het kraakbeen de optredende belastingen. Om deze functie optimaal te vervullen, bevat het naast collageen ook <u>proteoglycanen</u> en <u>chondrocyten</u>. Ruiters moeten daarom vooral bij jonge paarden letten op een progressieve trainingsopzet, aangezien de kraakbeenstructuur zich pas tijdens de rijping volledig ontwikkelt. Voor de praktijk betekent dit dat vooral bij de opleiding van jonge paarden aandacht moet worden besteed aan een geleidelijke verhoging van de belasting, om het skelet- en kraakbeenweefsel de tijd te geven zich aan te passen. Regelmatige, maar gematigde beweging is daarbij belangrijker dan intensieve trainingseenheden. Bij oudere paarden moet de afnemende stabiliteit van de collageenstructuur in aanmerking worden genomen door aangepast trainen en eventueel ondersteunende maatregelen zoals gewrichtsproducten. Het behoud van de gezondheid van het bewegingsapparaat vereist bovendien een evenwichtige voeding met voldoende mineralen en sporenelementen. Vooral in groeifasen en bij oudere paarden is een behoeftegerichte voorziening met botopbouwende stoffen essentieel voor het behoud van de skeletgezondheid.

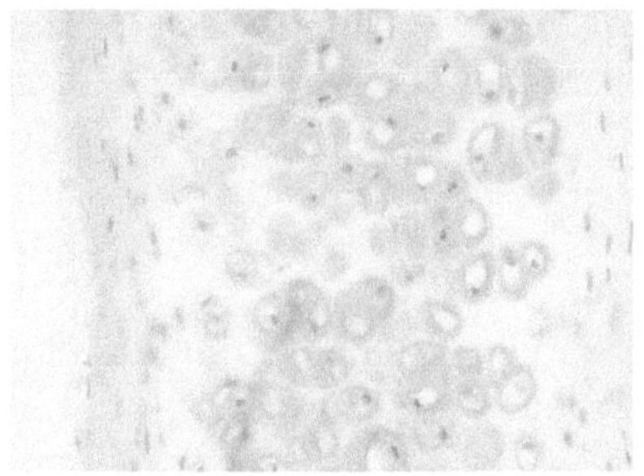

Chondrozyten [i1]

Woordenlijst

Benninghoff-architectuur
Een driedimensionaal bouwprincipe van het gewrichtskraakbeen,
dat door zijn bijzondere vezelindeling optimale drukverdeling en
stabiliteit waarborgt.

Chondrocyt
Gespecialiseerde cellen die in kleine holtes in het kraakbeenweefsel
leven en verantwoordelijk zijn voor de productie en het behoud van
de kraakbeenstof.

Collageen
Een vezelachtig eiwit dat als belangrijkste structurele eiwit in het
lichaam voorkomt en ongeveer 30% van het totale eiwit uitmaakt.
Het is hoofdzakelijk verantwoordelijk voor de treksterkte van
weefsels.

Proteoglycaan
Complexe moleculen van eiwitten en suikerketens die als een spons
water kunnen vasthouden en daardoor het weefsel elasticiteit en
drukvastheid geven.

Suspensorium
Ook bekend als de kootdrager, bestaat uit elastisch weefsel en is
verantwoordelijk voor de vering van het paardenbeen bij elke stap.

1. 1. 2. Spieren en pezen

e spieren en het peesweefsel van het paard vormen een complex systeem dat essentieel is voor beweging, kracht en prestaties. Vooral de paraspinale spieren langs de wervelkolom spelen een centrale rol in de ruggezondheid en kunnen door verwondingen aan de ledematen of de wervelkolom overbelast raken [s4]. Dit toont de nauwe verbinding aan tussen verschillende lichaamsregio's in het bewegingsapparaat van het paard. Musculoskeletale aandoeningen zijn de meest voorkomende diagnose in de paardengeneeskunde [s5]. Hierbij is het bijzonder problematisch dat genezingsprocessen vaak niet leiden tot een volledige regeneratie, maar dat er inferieur littekenweefsel ontstaat. Dit verklaart de hoge frequentie van terugkerende verwondingen en benadrukt het belang van preventieve maatregelen. Paardeneigenaren moeten daarom vooral letten op eerste tekenen van bewegingsbeperkingen of gedragsveranderingen die op musculaire problemen kunnen wijzen. De ontwikkeling en het behoud van het musculoskeletale systeem worden aanzienlijk beïnvloed door de transcriptiefactor Sox9 [s6]. Deze factor reguleert de ontwikkeling van spieren, pezen en botten. Een gebrek aan Sox9-expressie kan leiden tot een onderontwikkeling van deze weefsels. Voor de praktijk betekent dit dat vooral in de opfok en training van jonge paarden aandacht moet worden besteed aan een evenwichtige ontwikkeling van alle structuren. Een systematische trainingsopbouw met voldoende regeneratiefasen is daarbij essentieel. Bij de diagnose en behandeling van musculoskeletale stoornissen heeft chiropractie zich bewezen als een effectieve aanvullende methode [s7]. Het kan helpen om de normale gewrichtsbeweging te herstellen en gespannen spieren te ontspannen. Eigenaren moeten bij de keuze van een chiropractor letten op de juiste kwalificaties en de behandeling altijd in overleg met de behandelende dierenarts laten uitvoeren. Werveldysfuncties uiten zich vaak door lokale pijn en spierspanning [s4]. Een typisch teken is de beperkte beweeglijkheid van bepaalde lichaamsdelen. Ruiters kunnen dit vaak opmerken door een asymmetrische beweging of verzet bij bepaalde oefeningen. In dergelijke gevallen is een grondig onderzoek door een specialist aangewezen om chronische schade te voorkomen.

De hoge frequentie van musculoskeletale verwondingen betreft niet alleen sportpaarden, maar ook recreatiepaarden [s5]. Om dit te voorkomen, moet op een evenwichtige belasting worden gelet. Dit betekent concreet:
- Regelmatige, maar gematigde training
- Voldoende opwarm- en afkoelfasen
- Variatie in de trainingseenheden
- Regelmatige controle van de uitrusting op juiste pasvorm
- Geschikte bodemomstandigheden tijdens de training

De nog niet volledig begrepen mechanismen van weefselregeneratie [s5] maken duidelijk hoe belangrijk preventie is. Een goed doordacht trainingsmanagement dat rekening houdt met de individuele behoeften en het opleidingsniveau van het paard, is daarbij de sleutel tot succes. Ook moeten regelmatige controleonderzoeken door gekwalificeerde professionals worden ingepland om potentiële problemen vroegtijdig te herkennen en te behandelen.

Woordenlijst

musculoskeletaal
Verwijst naar de interactie van spieren, botten, pezen, ligamenten en gewrichten als functionele eenheid

paraspinaal
Verwijst naar de aan weerszijden van de wervelkolom gelegen spieren die belangrijk zijn voor de stabilisatie en beweging van de wervelkolom

Sox9
Een eiwit dat fungeert als genetische schakelaar en vooral in de embryonale ontwikkeling de vorming van kraakbeen- en botweefsel reguleert

1. 1. 3. Hoefmechanisme

Het hoefmechanisme van het paard is een fascinerend voorbeeld van de perfecte aanpassing aan hoge belastingen. Als een complex biomechanisch systeem bestaat de hoef uit verschillende structuren die in samenwerking grote krachten kunnen opnemen en energie voor de voortbeweging kunnen benutten [s8]. De buitenste hoornwand, die geen bloedvaten of zenuwen bevat, draagt het gewicht van het paard en beschermt de interne structuren [s9]. Ze is bedekt met een speciale beschermlaag die voorkomt dat er overmatige vochtverdamping optreedt. Als deze laag ontbreekt, kunnen droogte en scheuren ontstaan - een veelvoorkomend probleem bij gedomesticeerde paarden. Paardenhouders moeten daarom regelmatig de vochtbalans van de hoeven controleren en indien nodig geschikte hoefverzorgingsproducten gebruiken. Een centraal element van het hoefmechanisme is de expansie en contractie van de hoef tijdens de beweging [s10]. Bij elke landing zet de hoef zich zijwaarts uit, wat mogelijk wordt gemaakt door het digitale kussen en de laterale kraakbeenderen. Deze flexibiliteit is essentieel voor de schokabsorptie. In de praktijk betekent dit dat te strakke of stijve beslag deze natuurlijke beweging kunnen beperken. Hoefsmid moeten dit zeker in overweging nemen bij de keuze en aanbrenging van beslag. De kroon speelt een bijzondere rol in het hoefmechanisme [s8]. Hij absorbeert niet alleen schokken, maar ondersteunt ook de doorbloeding van de hoef. Door de druk op de kroon worden de bloedvaten samengedrukt, wat als een natuurlijke pomp werkt en de bloedcirculatie in het been stimuleert [s11]. Een gezonde, goed ontwikkelde kroon is daarom belangrijk voor de algehele hoefgezondheid. Paardenhouders moeten bij de hoefverzorging ervoor zorgen dat de kroon niet te veel wordt bijgesneden en niet wordt beschadigd door voortdurend vochtige bedding. Wetenschappelijke onderzoeken hebben aangetoond dat de onbeslagen hoef beter trillingen dempt dan de beslagen hoef [s12]. Het beslaan vermindert de natuurlijke demping en verhoogt de overdracht van schokken naar de eerste <u>Phalanx</u>. Dit onderstreept het belang van een zorgvuldige afweging of en hoe een paard beslagen moet worden. Alternatieve methoden zoals hoefschoeisel kunnen in sommige gevallen een zinvolle optie zijn. De hoefgroei bedraagt normaal gesproken ongeveer 0,6 tot 1 cm per maand [s13]. Interessant is dat proeven met hele lichaam vibratieplaten hebben aangetoond dat deze de hoefgroei niet significant kunnen versnellen [s11]. Voor de praktijk betekent dit dat regelmatige hoefverzorging om de 6-8 weken voor de meeste paarden optimaal is. De zool van de hoef vormt een belangrijke beschermingsbarrière tussen de grond en de interne structuren [s14]. De kroonrand, die verantwoordelijk is voor de groei van de hoornwand, is sterk doorbloed en moet worden beschermd tegen verwondingen. De binnenste hoornwand met zijn <u>lamellen</u> zorgt voor de stabiele verbinding tussen hoornwand en hoefbeen - een scheiding van deze verbinding kan leiden tot ernstige problemen [s13].

Voor paardenhouders is het belangrijk te begrijpen dat het hoefmechanisme alleen optimaal kan functioneren als alle componenten gezond zijn en natuurlijk kunnen werken. Dit betekent in de praktijk:
- Regelmatige professionele hoefverzorging
- Geschikte beweging op verschillende ondergronden
- Schone, droge bedding
- Evenwichtige voeding voor gezonde hoornvorming
- Regelmatige controle op tekenen van problemen zoals scheuren of rot

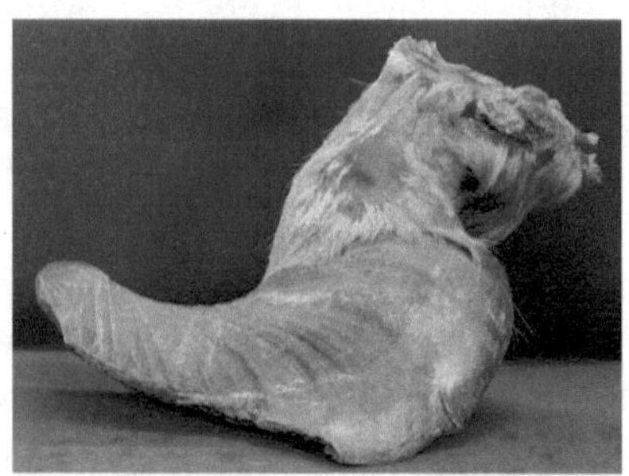

Hoefgroei [i2]

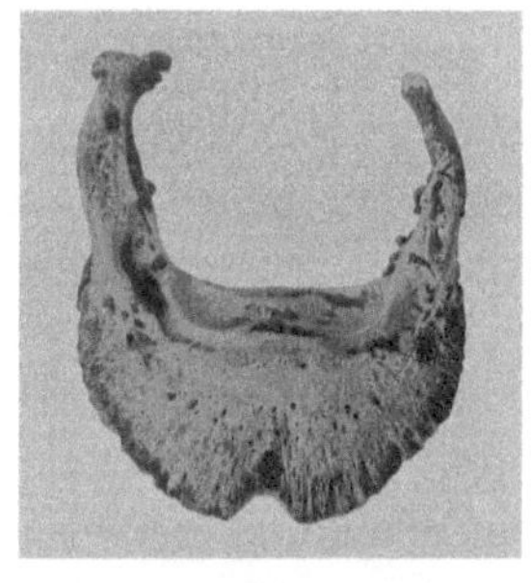

Hufpflege [i3]

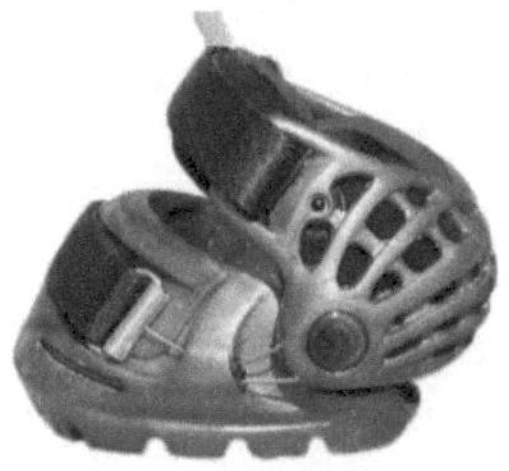

Hoefschoenen [i4]

Woordenlijst

Lamelle
Bladvormige weefselstructuren in de hoef die als in elkaar grijpende vingers zijn gerangschikt en zorgen voor de stabiele ophang van het hoefbeen in de hoornkapsel.

Phalanx
Een ledemaatbeen bij het paard dat deel uitmaakt van de teenbeenderen. Het paard heeft per been drie phalangen die samen met andere botten het teenuiteinde vormen.

1. 1. 4. Wervelkolomfunctie

e wervelkolom van het paard is een meesterwerk van evolutie en vervult tegelijkertijd verschillende levensbelangrijke functies. Met zijn vijf kenmerkende secties - 7 halswervels, 18 borstwervels, 6 lendenwervels, 5 heiligbeenwervels en een variabel aantal staartwervels - vormt het de centrale as van het bewegingsapparaat [s15]. De betekenis ervan gaat echter veel verder dan alleen de ondersteunende functie. Een van de belangrijkste taken van de wervelkolom is de bescherming van het ruggenmerg, van waaruit de zenuwvoorziening van het hele lichaam wordt gecoördineerd [s15]. De verschillende vormen en oriëntaties van de afzonderlijke wervels maken een complexe interactie van verschillende bewegingsvormen mogelijk. Voor ruiters is het belangrijk te begrijpen dat de beweeglijkheid langs de wervelkolom niet gelijkmatig verdeeld is - de halsregio heeft de grootste flexibiliteit, terwijl de lendenregio aanzienlijk minder beweeglijk is [s16]. De diepe <u>juxta-vertebrale</u> spieren spelen een cruciale rol in de stabiliteit van de wervelkolom. Deze sterk geïnnerveerde spieren omringen verschillende opeenvolgende wervels en maken een continue aanpassing van de positie van de wervelkolom mogelijk [s16]. In de praktijk betekent dit dat een goed ontwikkelde rugspier essentieel is voor het behoud van de gezondheid van de wervelkolom. Ruiters moeten daarom bijzonder letten op een evenwichtige gymnastiek van deze spiergroepen. Bijzonder interessant is het verfijnde bandensysteem van de wervelkolom. Het stelt het paard in staat om het hoofd te laten zakken zonder voortdurend spierkracht te hoeven gebruiken [s16]. Dit verklaart waarom paarden ook langere tijd ontspannen met een gezakt hoofd kunnen grazen. Tegelijkertijd zorgt dit bandensysteem voor een biomechanische verbinding tussen voor- en achterhand. Wetenschappelijke onderzoeken hebben aangetoond dat de bewegingen van de wervelkolom tussen een rechte en gebogen lijn aanzienlijk verschillen. Bij het werken op een cirkel neemt de laterale buiging van de wervelkolom met ongeveer 3,6-3,75° toe [s17]. Deze bevinding is bijzonder relevant voor de training: ruiters moeten ervoor zorgen dat ze beide handigheid gelijkmatig trainen om eenzijdige belasting te voorkomen. De lendenwervelkolom verdient bijzondere aandacht, omdat deze zowel stabiliteit als flexibiliteit moet waarborgen. De vijf beweeglijke wervels maken bewegingen in verschillende vlakken mogelijk, terwijl de tussenwervelschijven tussen de wervels fungeren als natuurlijke schokdempers [s18]. Voor de trainingspraktijk betekent dit dat vooral oefeningen voor de mobilisatie en stabilisatie van deze regio belangrijk zijn. De <u>dorsoventrale</u> bewegingen van de <u>thorakolumbale</u> tussenwervelgewrichten volgen een specifiek bewegingspatroon dat kan worden beschreven als rotatie rond het middelpunt van de <u>kaudale</u> wervellichaam [s19]. Deze biomechanische kennis helpt bij het begrijpen van rugproblemen en hun gerichte preventie.

Voor paardeneigenaren en trainers volgen hier belangrijke praktische gevolgen:
- Regelmatige controle van de rugspieren op spanningen
- Systematische opbouw van de draagkracht door aangepast trainen
- Evenwichtige arbeid op beide handen
- Integratie van rek oefeningen in de dagelijkse training
- Rekening houden met individuele bewegingsbeperkingen
- Regelmatige controle door gekwalificeerde professionals

Het behoud van de gezondheid van de wervelkolom vereist een diepgaand begrip van zijn functie en een overeenkomstige aanpassing van de training. Alleen wanneer alle betrokken structuren - botten, spieren, banden en zenuwen - optimaal samenwerken, kan het paard zijn volledige prestaties ontwikkelen en op lange termijn gezond blijven.

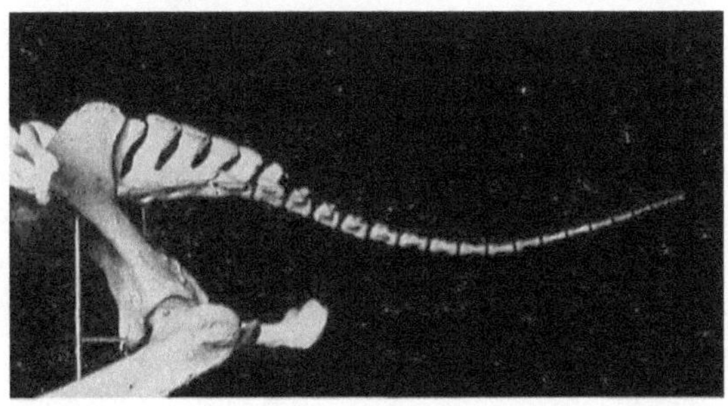

kaudalen Wirbelkörpers [i5]

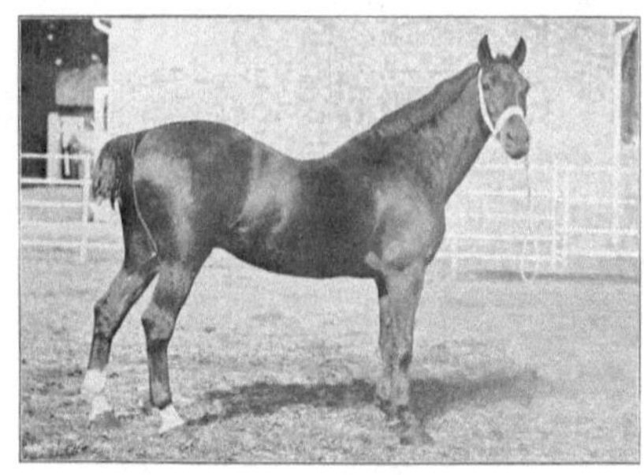

lumbale wervelkolom [i6]

Woordenlijst

dorsoventraal
Beschrijft de richting van de rug (dorsaal) naar de buik (ventraal) of omgekeerd. Deze bewegingsas is bijzonder belangrijk voor de op- en neerbeweging van de paardenrug.

juxta-vertebraal
Verwijst naar structuren die direct naast de wervelkolom liggen. Deze anatomische locatiebenaming komt uit het Latijn, waarbij 'juxta' voor 'naast' of 'dichtbij' staat.

kaudaal
Anatomische richtingsbenaming voor 'naar de staart gericht'. Bij de wervelkolom verwijst het naar de richting naar achteren naar de staart van het paard.

thorakolumbaal
Verwijst naar het overgangsgebied tussen de borst- en lendenwervelkolom. Dit gebied is bijzonder relevant voor de krachtsoverdracht tussen voor- en achterhand.

Samenvatting - 1. 1. Bewegingsapparaat

- Het collageen in het paardenbot vertoont bij jonge dieren een hooggeorganiseerde rangschikking van de fibrillen, die met de leeftijd losser wordt.

- Het articulaire kraakbeen is opgebouwd uit drie functionele zones, die zijn gerangschikt volgens de Benninghoff-architectuur.

- Het suspensorium heeft bij Standardbreds een hoger spierpercentage dan bij volbloeden.

- De paravertebrale spieren kunnen overbelast raken door ledemaat- of wervelkolomblessures.

- De transcriptiefactor Sox9 speelt een cruciale rol in de ontwikkeling van spieren, pezen en botten.

- De onbevangen hoornwand dempt trillingen beter dan de beslagen.

- De kussen fungeert als een natuurlijke pomp voor de bloedcirculatie in het been.

- Whole-body vibratieplaten hebben geen significante invloed op de hoefgroei.

- De juxta-vertebrale spieren maken een continue aanpassing van de wervelkolompositie mogelijk.

- Bij het werken op een cirkel neemt de laterale buiging van de wervelkolom met 3,6-3,75° toe.

- De dorsoventrale bewegingen van de thoracolumbale tussenwervelgewrichten draaien om het middelpunt van het caudale wervellichaam.

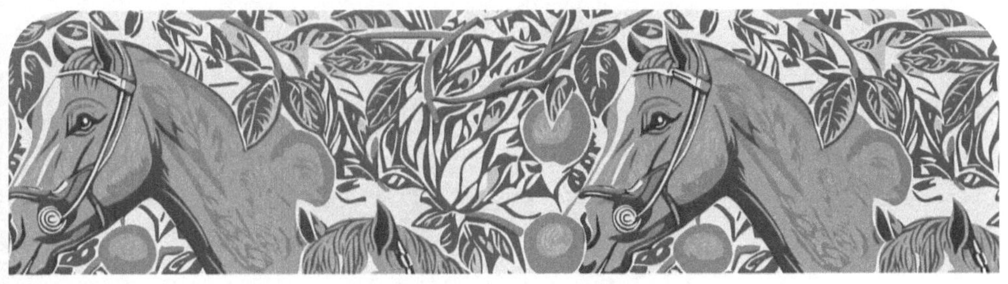

1. 2. Orgaansystemen

De complexe orgaansystemen van het paard vormen de basis voor zijn opmerkelijke prestaties en gezondheid. Maar hoe werken deze verschillende systemen samen? Welke specifieke aanpassingen zijn er in de loop van de evolutie ontstaan? En welke betekenis hebben deze bijzonderheden voor de dagelijkse verzorging en training? Van de unieke ademhaling als obligate neusademer tot het hooggespecialiseerde spijsverteringsstelsel en het krachtige hart- en vaatstelsel - elk orgaansysteem vervult specifieke taken en staat in constante interactie met de andere systemen. Het zenuwstelsel coördineert deze complexe processen, terwijl het hormoonstelsel zorgt voor de fijne afstemming van de verschillende lichaamsfuncties. Het begrip van deze orgaansystemen en hun onderlinge relaties is niet alleen relevant voor dierenartsen, maar vormt de basis voor een diervriendelijke huisvesting en effectieve gezondheidszorg. De volgende secties belichten de afzonderlijke orgaansystemen in detail en tonen aan hoe deze kennis in de praktijk kan worden toegepast.

„Als obligate neusademhalers kunnen paarden uitsluitend door de neus ademen, omdat de weg tussen mond en longen anatomisch geblokkeerd is."

1. 2. 1. Ademhalingsorganen

et ademhalingssysteem van het paard is een hoogcomplex en krachtig orgaansysteem, dat verantwoordelijk is voor de voorziening van het lichaam met levensnoodzakelijke zuurstof en de afgifte van kooldioxide [s20]. Als obligate neusademers kunnen paarden uitsluitend door de neus ademen, omdat de weg tussen mond en longen anatomisch geblokkeerd is - een belangrijke beschermfunctie die voorkomt dat voedsel in de longen terechtkomt [s21]. De luchtwegen zijn verdeeld in een bovenste en een onderste sectie [s22]. De bovenste luchtwegen beginnen met de neusgaten, die door hun beweeglijke kraakbeenstructuur, vooral tijdens intense belasting, een optimale luchtinname mogelijk maken [s20]. Paardenhouders moeten daarom bij het onderzoeken van hun dieren letten op de onbelemmerde beweeglijkheid van de neusgaten. De ingeademde lucht passeert vervolgens de neusholtes met hun neusschelpen, de bijholten, de <u>nasopharynx</u> (neus-keelholte) en het strottenhoofd [s23]. In de neusholte wordt de ademlucht verwarmd, bevochtigd en gefilterd door het sterk doorbloede slijmvlies [s24]. Deze voorbereiding van de ademlucht is essentieel voor het behoud van de gevoelige longstructuren. Stalhouders moeten daarom zorgen voor een stofarme omgeving en goede ventilatie om de natuurlijke reinigingsmechanismen niet te overbelasten. De onderste luchtwegen bestaan uit de luchtpijp (<u>trachea</u>) en de longen [s23]. De trachea is een flexibel buisje van kraakbeenringen dat zich vertakt naar de bronchiën [s20]. Deze structuur kan bij geforceerde inademing ineenstorten, waardoor een veterinaire controle bij ademhalingsproblemen essentieel is.

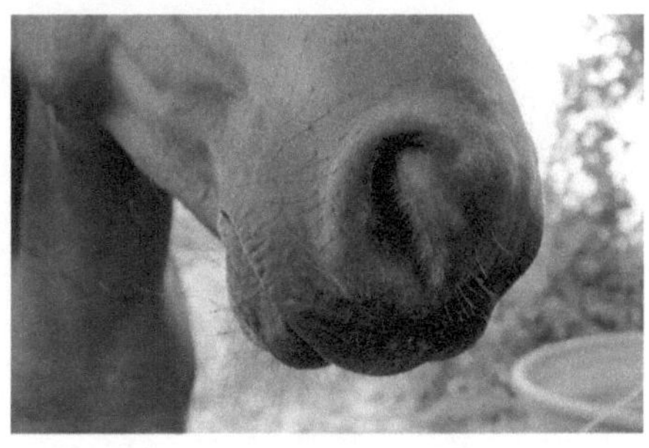

Neusgaten [i7]

De hoofdtaak van de long is de gasuitwisseling in de <u>alveolen</u> (longblaasjes), waar zuurstof in het bloed wordt opgenomen en kooldioxide wordt afgegeven [s20]. Deze functie is bijzonder belangrijk voor de sportieve prestaties. Trainers moeten daarom bij prestatieverlies van hun paarden altijd ook aan mogelijke ademhalingsproblemen denken. Ademhalingsziekten kunnen zich uiten door verschillende symptomen:

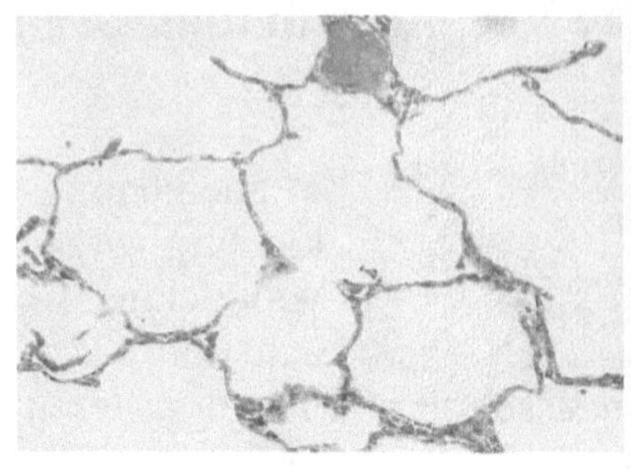

alveolen [i8]

ademgeluiden, prestatieverlies, neusafscheiding, slechte adem, zwellingen in het gezicht of de hals, gebrek aan eetlust, verhoogde lichaamstemperatuur en verhoogde ademfrequentie zijn belangrijke waarschuwingssignalen [s22]. Bij dergelijke tekenen moet onmiddellijk een dierenarts worden geraadpleegd, die verschillende diagnostische procedures zoals digitale radiografie, echografie of endoscopie kan toepassen [s22]. De aandoeningen kunnen zowel infectieus (viraal of bacterieel) als niet-infectieus van aard zijn [s23]. Preventieve maatregelen zoals regelmatige vaccinaties, optimale stalhygiëne en adequate ventilatie zijn daarom van groot belang. Eigenaren moeten ook letten op stofvrije bedding en kwalitatief hoogwaardig, stofarm hooi. De ademhalingsspieren, bestaande uit het middenrif en de tussenribspieren, worden aangestuurd door het autonome zenuwstelsel [s20]. Een gezonde ademfrequentie in rust ligt bij volwassen paarden tussen de 8-16 ademhalingen per minuut. Paardenhouders moeten deze regelmatig controleren, aangezien afwijkingen vroege aanwijzingen voor gezondheidsproblemen kunnen geven.

Woordenlijst

Alveole
Microscopisch kleine, druiventrosvormige luchtzakjes met een
totale oppervlakte van ongeveer 2500 vierkante meter bij het
volwassen paard

Nasopharynx
Een belangrijke verbindingsruimte tussen neus en keel, die bij het
paard ongeveer 15 cm lang is en een bijzondere slijmvliesbekleding
heeft

Trachea
Een ongeveer 70-80 cm lange luchtweg bij het volwassen paard, die
uit 50-60 hoefijzervormige kraakbeenringen bestaat

1. 2. 2. Spijsverteringsstelsel

Het spijsverteringsstelsel van het paard is een hooggespecialiseerd systeem dat optimaal is aangepast aan de spijsvertering van plantaardig voedsel. Als herbivoren en achterdarmfermenters beschikken paarden over anatomische en fysiologische bijzonderheden die een efficiënte benutting van vezelrijk voedsel mogelijk maken [s25]. De spijsvertering begint al in de mond, waar beweeglijke, sterke lippen en gespecialiseerde tanden het voer opnemen en verkleinen [s25]. Paardenbezitters zouden daarom regelmatig tandheelkundige controles moeten laten uitvoeren, aangezien tandproblemen de voedselopname aanzienlijk kunnen beïnvloeden. Het verkleinde voer wordt via de slokdarm naar de relatief kleine maag getransporteerd, die slechts 8-16 liter inhoud heeft [s26]. Deze geringe capaciteit vereist een aangepaste voedingsstrategie: in plaats van minder grote maaltijden, moeten meerdere kleine porties gedurende de dag worden aangeboden om spijsverteringsstoornissen te voorkomen [s27]. In de maag begint de enzymatische spijsvertering, ondersteund door speciale structuren zoals <u>submucosaire slijmklieren</u> langs de grote kromming [s28]. De dunne darm, bestaande uit <u>duodenum</u>, <u>jejunum</u> en <u>ileum</u>, is de belangrijkste plaats voor de opname van voedingsstoffen [s27]. Het duodenum is aan de rechterzijde van het lichaam bevestigd door een korte <u>mesenterium</u>, wat het beschermt tegen verplaatsingen - een belangrijke anatomische aanpassing [s26]. Bijzonder opmerkelijk is het belang van de achterdarm voor de spijsvertering. De blindedarm, met een capaciteit van ongeveer 30 liter, fungeert als een grote fermentatietank [s26]. Hier vindt de microbiele spijsvertering plaats, waarbij een complexe gemeenschap van bacteriën en schimmels de plantaardige vezels afbreekt [s29]. Deze micro-organismen produceren belangrijke B-vitamines en vluchtige vetzuren, die 60-70% van de dagelijkse energiebehoefte van het paard dekken [s29]. Om deze belangrijke functie te ondersteunen, moeten paardenhouders zorgen voor een voldoende aanbod van ruwvoer en voerwisselingen geleidelijk doorvoeren.

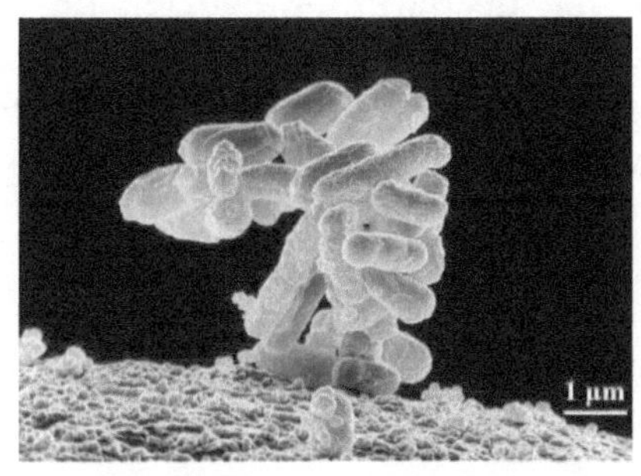

Micro-organismen [i9]

De dikke darm met zijn verschillende secties - rechter en linker ventrale en dorsale dikke darm - is een complex systeem waarin de voedselbrij 36-48 uur fermenteert [s29]. De schimmeldiversiteit is in de achterdarm bijzonder uitgesproken, waarbij anaerobe schimmels een sleutelrol spelen bij de afbraak van cellulose [s30]. Deze micro-organismen beschikken over speciale enzymen (endoglucanases, exoglucanases en β-glucosidases) die synergistisch samenwerken om plantaardige celwanden af te breken [s29]. Vanwege deze complexe anatomie kunnen verschillende spijsverteringsstoornissen optreden. Bijzonder kwetsbaar is de overgang tussen de linker ventrale dikke darm en het bekkenboog, waar zich vaak verstoppingen kunnen vormen [s26]. Paardenhouders moeten daarom letten op tekenen zoals verminderde voedselopname, veranderde ontlasting of koliek symptomen en in geval van twijfel veterinaire hulp inschakelen. De voeding heeft een aanzienlijke invloed op de samenstelling van de darmmicrobiota en daarmee op de spijsverteringsefficiëntie [s29]. Een vezelrijke voeding bevordert de

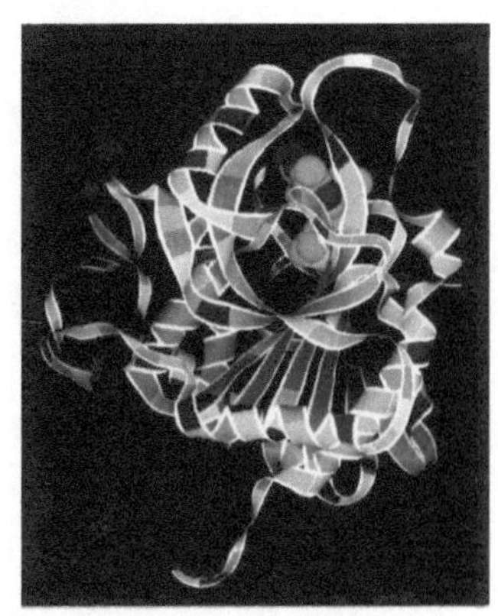

Enzyme [i10]

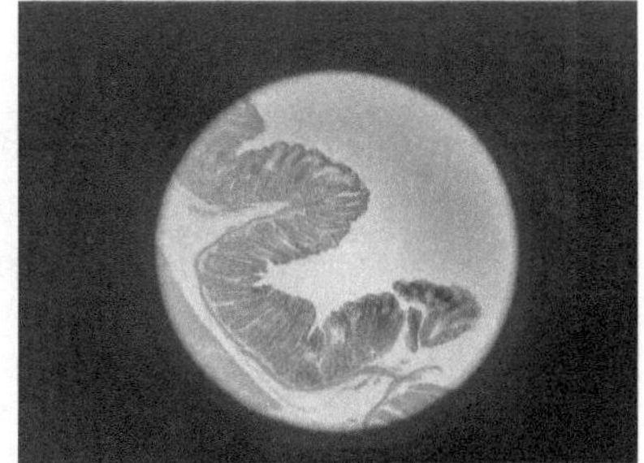

dikke darm [i11]

fibrolytische capaciteit van de darm. Aangezien de kleine paardenmaag de
voedselopname beperkt, kan het bij een hoge energiebehoefte noodzakelijk
zijn om aanvullend krachtvoer te verstrekken [s27]. Dit moet echter altijd in
kleine porties en met voldoende kauwtijd gebeuren.

Woordenlijst

Duodenum
Het eerste gedeelte van de dunne darm, ook wel twaalfvingerige
darm genoemd, dat belangrijke spijsverteringsenzymen uit de
alvleesklier en gal uit de lever opneemt

Ileum
Het laatste gedeelte van de dunne darm, ook wel kronkeldarm
genoemd, dat bijzonder belangrijk is voor de opname van vitamine
B12 en galzuren

Jejunum
Het middelste gedeelte van de dunne darm, ook wel lege darm
genoemd, dat zich kenmerkt door bijzonder veel darmvlokken voor
de opname van voedingsstoffen

Mesenterium
Een weefselstructuur van bindweefsel die organen in de buikholte
ophangt en van bloedvaten en zenuwen voorziet

submucosaire slijmklieren
Speciale klieren onder het maagslijmvlies die beschermend slijm en
bicarbonaat produceren om de maagwand tegen maagsap te
beschermen

1. 2. 3. Hart- en vaatstelsel

et hart- en vaatstelsel van het paard is een indrukwekkend voorbeeld van evolutionaire aanpassing aan hoge atletische prestaties. Met een hart dat ongeveer 13 keer groter is dan dat van een volwassen mens [s31], beschikt het paard over een uitzonderlijke cardiovasculaire capaciteit. Deze anatomische bijzonderheid stelt paarden in staat om zich snel van rustfasen naar intense belasting aan te passen. Tijdens de training komt de verbazingwekkende aanpassingsvermogen van het equine hart- en vaatstelsel bijzonder duidelijk naar voren. De zuurstofopname kan bij submaximale belasting met een factor 35 toenemen [s32]. Daarbij stijgt de hartslag proportioneel met de werkbelasting, zonder dat er een vermindering van het slagvolume optreedt - een opmerkelijke prestatie, gezien het feit dat de hartslag tijdens intense belasting zes tot zeven keer de rustwaarde kan bereiken [s32]. Verschillende fysiologische mechanismen ondersteunen deze prestatie: de milscontractie geeft extra rode bloedcellen vrij, de veneuze terugstroom wordt verhoogd en de contractiekracht van de hartspier neemt toe [s32]. Een ervaren trainer zal deze natuurlijke aanpassingsmechanismen optimaal benutten door middel van systematische conditietraining. De verhoging van de belasting moet geleidelijk plaatsvinden, zodat het hart- en vaatstelsel de tijd krijgt om zich aan te passen. Interessant is dat het equine hart- en vaatstelsel in vergelijking met andere orgaansystemen relatief zelden door ziekten wordt aangetast [s33]. Toch kunnen hartgeluiden en aritmieën bij rijpaarden optreden [s34]. Voor paardeneigenaren en trainers is het belangrijk te weten dat niet elk hartgeluid pathologisch is - het onderscheid tussen fysiologische en pathologische geluiden vereist echter gespecialiseerde veterinaire expertise. De moderne paardencardiologie beschikt over een breed scala aan diagnostische mogelijkheden. Veterinaire cardiologen maken gebruik van verschillende onderzoeksmethoden, waaronder <u>Echocardiografie</u>, <u>Elektrocardiografie</u>, bloeddrukmeting en <u>Holter-monitoring</u> [s35]. Bij prestatieafname of opvallende gedragsveranderingen moeten eigenaren niet aarzelen om een cardiologisch onderzoek te laten uitvoeren. Regelmatige training leidt tot positieve aanpassingen van het hart- en vaatstelsel. Na een systematisch trainingsprogramma kunnen paarden bij dezelfde submaximale hartslag hogere werkprestaties leveren [s32]. Dit wordt onder andere bereikt door een verbeterde <u>kapillarisering</u> van de spieren en een efficiëntere zuurstofdiffusie. Trainers moeten daarom waarde hechten aan een evenwichtige conditietraining en de hartslag als belangrijke parameter voor belastingbeheer gebruiken. De monitoring van de hartgezondheid moet deel uitmaken van het routinematige gezondheidsmanagement. Vroegtijdige opsporing en geschikte therapie van hartziekten kunnen de levenskwaliteit en -verwachting van het paard aanzienlijk verbeteren [s35]. Eigenaren moeten regelmatige cardiologische controles in hun gezondheidszorg integreren, vooral bij oudere paarden of sportpaarden in intensieve training. Bijzondere aandacht moet worden besteed aan preventie. Dit omvat een uitgebalanceerde voeding, regelmatige maar niet overmatige beweging en het vermijden van overmatige stress. Bij het werken met het paard moeten voldoende opwarm- en afkoelfasen worden gerespecteerd om het hart- en vaatstelsel geleidelijk aan de belasting aan te passen en daarna weer tot rust te laten komen.

Woordenlijst

Echocardiografie

Een beeldvormende echografieprocedure voor het onderzoeken van het hart, die de weergave van hartstructuren, klepfunctie en bloedstroom in realtime mogelijk maakt

Elektrocardiografie

Een methode voor het registreren van de elektrische activiteit van het hart, die ritmestoornissen en hartspierziekten kan detecteren

Holter-monitoring

Een draagbare langetermijn-EKG-opname van 24 uur of langer, die hartritmestoornissen tijdens normale dagelijkse activiteiten van het paard vastlegt

Kapillarisering

De vorming van fijne bloedvaten in het weefsel, die de uitwisseling van zuurstof en voedingsstoffen tussen bloed en cellen mogelijk maakt

1. 2. 4. Zenuwstelsel

et zenuwstelsel van het paard is een hoogcomplexe besturingssysteem dat alle lichaamsfuncties coördineert en reguleert. Als een van de primaire orgaansystemen is het, samen met het bewegingsapparaat en het spijsverteringsstelsel, bijzonder vaak getroffen door ziekten [s36].

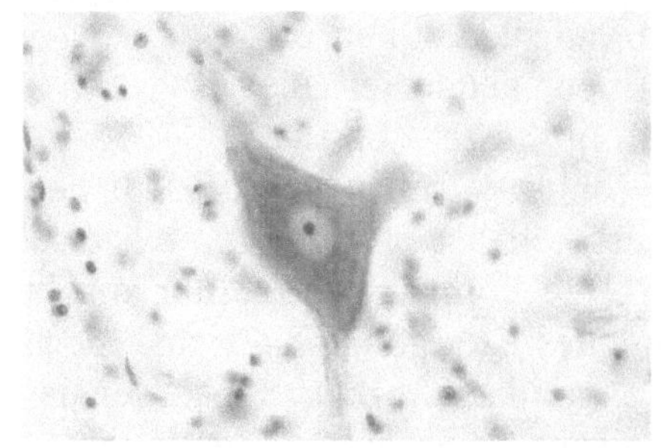

Zenuwstelsel [i12]

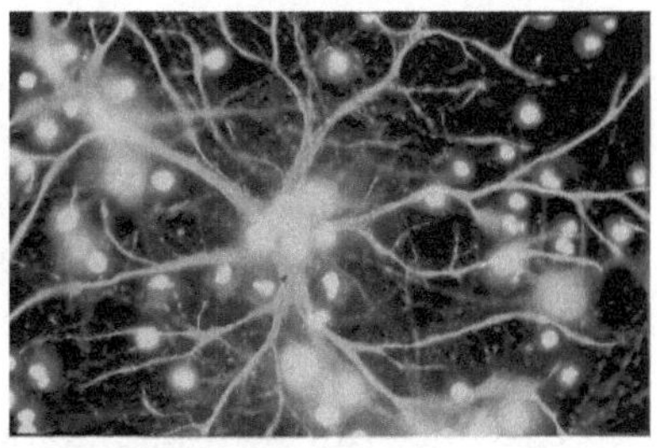

Astrocyten [i13]

Een centrale rol speelt de bloed-hersenbarrière, die de gecontroleerde stofwisseling tussen bloed en hersenen waarborgt. Deze wordt gevormd door speciale <u>endotheelcellen</u>, die door bijzonder dichte verbindingen de ongecontroleerde doorgang van stoffen voorkomen [s37]. Paardenbezitters moeten weten dat deze barrière levensbelangrijk is, maar bij het toedienen van medicijnen ook een uitdaging kan vormen, aangezien niet alle werkzame stoffen deze barrière

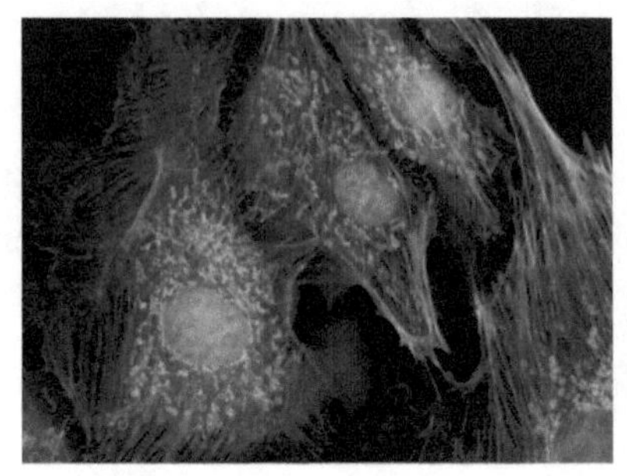

endotheelcellen [i14]

kunnen passeren. Het zenuwstelsel is verdeeld in het centrale zenuwstelsel (hersenen en ruggenmerg) en het perifere zenuwstelsel met zijn twaalf paar hersenzenuwen [s38]. Deze complexe structuur maakt de precieze controle van alle lichaamsfuncties mogelijk - van bewegingscoördinatie tot pijnperceptie. Bij het dagelijkse werk met paarden is het belangrijk om op tekenen van neurologische stoornissen te letten: coördinatieproblemen, veranderde reacties op omgevingsprikkels of ongebruikelijke gedragsveranderingen kunnen eerste waarschuwingssignalen zijn. Bijzonder interessant is de rol van het zenuwstelsel bij de pijnverwerking. Door gerichte stimulatie van zenuwen en zenuwimpulsen kan pijnverlichting worden bereikt [s39]. Dit wordt bijvoorbeeld benut in de fysiotherapie, waar gecontroleerde krachten worden toegepast om therapeutische reacties teweeg te brengen door veranderingen in de gewrichtsstructuur en spierfunctie. De <u>astrocyten</u> en <u>pericyten</u> spelen een belangrijke rol bij het handhaven van de neurovasculaire eenheid [s37]. Ze ondersteunen de bloed-hersenbarrière bij de regulatie van de <u>ionenhomeostase</u> en de voedingsstoffenvoorziening van de hersenen. Voor paardenhouders is het belangrijk te begrijpen dat verstoringen van deze gevoelige balans kunnen leiden tot neurologische symptomen. Bij de beoordeling van de gezondheid van het paard moet altijd ook de neurologische component in overweging worden genomen. Regelmatige controles door de dierenarts kunnen helpen om neurologische problemen vroegtijdig te herkennen. Bijzondere aandacht moet worden besteed aan de coördinatie, het evenwicht en de reactievermogen van het paard. De nauwe relatie tussen de structuur van de wervelkolom en de neurologische functie [s39] benadrukt hoe belangrijk een goede ruggezondheid is voor het gehele zenuwstelsel. Paardenbezitters moeten daarom letten op een correcte zadelafstelling en evenwichtige training om overbelasting van de wervelkolom te voorkomen. Preventieve maatregelen zoals regelmatige beweging, een evenwichtige voeding en het vermijden van overmatige stress kunnen bijdragen aan het behoud van de gezondheid van het zenuwstelsel. Bij de opleiding en training moet aandacht worden besteed aan een geleidelijke verhoging van de eisen om het zenuwstelsel niet te overbelasten.

Woordenlijst

Astrocyt

Stervormige cellen in de hersenen en het ruggenmerg die fungeren als steunweefsel en betrokken zijn bij het transport van stoffen en de signaaloverdracht

Endotheelcel

Speciale cellen die de binnenste laag van de bloedvaten bekleden en selectief stoffen doorlaten

Ionhomeostase

Handhaving van een evenwichtige verhouding van elektrisch geladen deeltjes (ionen) in het lichaam

Pericyt

Kleine cellen die de bloedvaten in de hersenen omringen en hun doorlaatbaarheid reguleren

1. 2. 5. Hormoonsysteem

et hormoonsysteem van het paard is een fascinerend netwerk van endocriene klieren die via hormoonsignalen in het bloed met elkaar communiceren en levensbelangrijke lichaamsfuncties reguleren [s40]. De hypofyse fungeert als het centrale regelorgaan en reguleert talrijke stofwisselings- en voortplantingsfuncties [s41]. Een bijzondere betekenis komt toe aan de hypothalamus-hypofyse-bijnier-as (HPA) en de schildklier-as (HPT). Deze systemen spelen een cruciale rol bij stressreacties en hormonale regulatie [s42]. Voor paardeneigenaren is het belangrijk te begrijpen dat chronische stress deze systemen uit balans kan brengen. Daarom moeten zij zorgen voor een stressarme omgeving en een gestructureerde dagelijkse routine. Met de leeftijd kunnen verschillende endocriene stoornissen optreden. Een veelvoorkomende aandoening is de dysfunctie van de hypofyse, die typisch oudere paarden treft [s40]. De symptomen zijn divers en kunnen zich uiten in een veranderd haarkleed, chronische infecties, verhoogd zweten en een toegenomen dorst en urineproductie. Aandachtige paardeneigenaren moeten bij deze tekenen een dierenarts raadplegen. Een ander belangrijk ziektebeeld is het equine metabolische syndroom, dat overeenkomsten vertoont met het metabolische syndroom bij mensen [s43]. Het komt vaak voor bij middeloude paarden en wordt gekenmerkt door insulineresistentie en verhoogd lichaamsvet. Vooral het verhoogde risico op hoefbevangenheid is gevaarlijk. Eigenaren moeten preventief zorgen voor een uitgebalanceerd dieet en regelmatige beweging. De diagnose van endocriene stoornissen gebeurt door verschillende hormontests, waarbij opgemerkt moet worden dat deze niet altijd honderd procent nauwkeurig zijn [s40]. Bij vermoeden van een hypofyse-dysfunctie wordt vaak het ACTH-niveau gemeten [s41]. De behandeling is afhankelijk van de specifieke stoornis - terwijl de hypofyse-dysfunctie meestal medicamenteus met dopaminereceptoragonisten wordt behandeld, ligt de nadruk bij het metabolische syndroom op aanpassing van voeding en beweging [s43]. Interessant is dat bepaalde paardenrassen een genetische predispositie voor endocriene stoornissen vertonen [s43]. Eigenaren van deze rassen moeten bijzonder alert zijn op vroege tekenen en indien nodig vroegtijdig preventieve maatregelen nemen. Het hormoonsysteem speelt ook een centrale rol bij de regulatie van stofwisseling, groei en spijsvertering [s44]. Voor een optimale functie is een uitgebalanceerd dieet essentieel. Paardeneigenaren moeten zorgen voor een behoeftegerichte voeding en overgewicht vermijden, aangezien dit het risico op hormonale stoornissen verhoogt. Een belangrijk aspect van hormonale regulatie zijn de <u>urocortines</u> (Ucns), die tot de familie van corticotropine-releasing hormonen behoren [s42]. Ze zijn in verschillende endocriene klieren aantoonbaar en beïnvloeden via complexe signaalroutes verschillende fysiologische processen. Deze inzichten helpen bij het begrijpen van hormonale stoornissen en hun behandeling.

Woordenlijst

ACTH
Adrenocorticotroop hormoon - een door de hypofyse geproduceerd hormoon dat de productie van stresshormonen in de bijnieren stimuleert

Dopaminereceptoragonist
Geneesmiddelen die de werking van de neurotransmitter dopamine nabootsen en daardoor bepaalde hormoonafscheidingen kunnen reguleren

Hypofyse
Een ongeveer hazelnootgrote hormoonklier aan de basis van de hersenen, die ook als hersenaanhangsel wordt aangeduid en als overkoepelend regelcentrum voor andere hormoonklieren fungeert

Urocortin
Een groep van boodschappers die vooral een belangrijke rol spelen bij de stressaanpassing en energieregulatie en nauw samenwerken met het immuunsysteem

Samenvatting - 1. 2. Orgaansystemen

- Pferden zijn obligate neusademhalers, omdat de weg tussen mond en longen anatomisch geblokkeerd is.

- De neusholte verwarmt, bevochtigt en filtert de inademingslucht door sterk doorbloed slijmvlies.

- De luchtpijp kan bij geforceerde inademing de neiging hebben om in te storten.

- De ademfrequentie in rust ligt bij volwassen paarden tussen de 8-16 ademhalingen per minuut.

- De kleine paardenmaag heeft een inhoud van slechts 8-16 liter, wat meerdere kleine voederporties gedurende de dag vereist.

- De blindedarm heeft een capaciteit van ongeveer 30 liter en fungeert als fermentatietank.

- Vluchtige vetzuren uit de microbiële spijsvertering dekken 60-70% van de dagelijkse energiebehoefte.

- De voedselbrij wordt 36-48 uur in de dikke darm gefermenteerd.

- Het paardenhart is ongeveer 13 keer groter dan dat van een volwassen mens.

- De zuurstofopname kan bij submaximale belasting met een factor 35 toenemen.

- De miltcontractie geeft bij belasting extra rode bloedcellen vrij.

- Astrocyten en pericyten ondersteunen de bloed-hersenbarrière bij de regulatie van de ionenhomeostase.

- De hypofyse fungeert als centraal regelorgaan van het hormoonsysteem.

- Urocortines beïnvloeden via complexe signaalroutes verschillende fysiologische processen.

- Bepaalde paardenrassen vertonen genetische predisposities voor endocriene stoornissen.

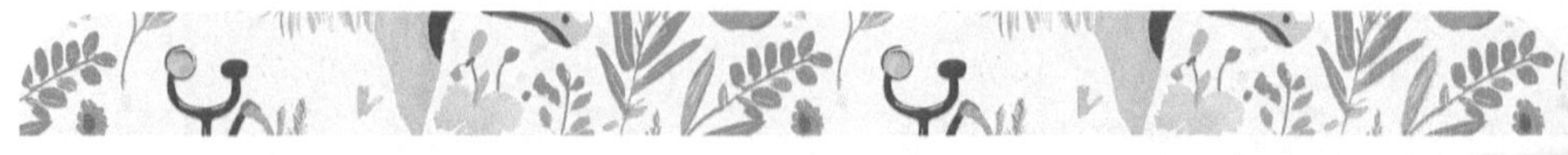

1. 3. Stofwisselingsprocessen

oe werkt de complexe stofwisseling van een paard en welke factoren beïnvloeden de verschillende metabolische processen? Wat gebeurt er in het lichaam van een paard wanneer het wisselt tussen rustperiodes en plotselinge maximale prestaties? Deze vragen houden niet alleen wetenschappers bezig, maar zijn ook van groot praktisch belang voor paardeneigenaren. De stofwisseling van een paard omvat een fascinerende interactie van verschillende systemen - van de energiehuishouding tot de mineralenstofwisseling, de vitaminevoorziening en de waterregulatie. Elk van deze gebieden volgt zijn eigen wetten, maar staat toch in nauw verband met de anderen. Stoornissen in één gebied kunnen verstrekkende gevolgen hebben voor het gehele organisme. Het begrijpen van deze fundamentele stofwisselingsprocessen stelt ons in staat om paarden op een diervriendelijke manier te voeden en gezondheidsproblemen te voorkomen. De volgende secties belichten de verschillende aspecten van de stofwisseling en tonen aan hoe deze kennis in de dagelijkse praktijk van de paardenhouderij kan worden toegepast.

„De metabolische flexibiliteit van paarden beschrijft hun vermogen om tussen verschillende energiebronnen zoals glucose en vetzuren te schakelen - een belangrijke evolutionaire aanpassing die hen als vluchtdieren in staat stelt snel tussen rust- en hoogprestatiefasen over te schakelen.“

1. 3. 1. Energiehuishouding

e energiehuishouding van een paard is een complex systeem dat bepalend is voor de gezondheid en prestaties van het dier. De metabolische flexibiliteit speelt hierbij een centrale rol - het beschrijft het vermogen van het lichaam om tussen verschillende energiebronnen zoals glucose en vetzuren te schakelen [s45]. Deze aanpassingscapaciteit is bijzonder belangrijk, aangezien paarden als vluchtdieren evolutionair zijn ontworpen om snel tussen rust- en prestatiefases te kunnen schakelen. Een sleutelenzym in de energiehuishouding is de <u>Pyruvatdehydrogenase</u> (PDC), die de omzetting van pyruvaat in acetyl-CoA reguleert en daarmee vet- en suikerstofwisseling verbindt [s45]. Bij goed gevoede, gezonde paarden werkt dit enzym met hoge activiteit. Wanneer echter minder energie wordt opgenomen, vermindert de activiteit om de glucose-synthese mogelijk te maken - een belangrijk adaptatiemechanisme voor het handhaven van een stabiele bloedsuikerspiegel. De micro-organismen in de paardenmaag spelen ook een belangrijke rol in de energiehuishouding [s46]. Ze helpen bij de afbraak van voedingsstoffen en dragen bij aan de energieproductie. Interessant is dat verschillende paardenrassen verschillen in hun stofwisselingspaden, wat bij de voeding in overweging moet worden genomen. Beweging heeft een significante invloed op de energiehuishouding. Tijdens lichamelijke activiteit wordt er meer <u>N-lactoyl-phenylalanine</u> (Lac-Phe) geproduceerd [s47], een signaalmolecuul dat de voedselinname reguleert en overgewicht tegengaat. Dit verklaart waarom regelmatige beweging niet alleen het energieverbruik verhoogt, maar ook het eetgedrag positief beïnvloedt. Voor de praktijk betekent dit: 1. De voeding moet worden aangepast aan de individuele situatie van het paard. Een wedstrijdpaard heeft andere energiebehoeften dan een recreatiepaard [s48]. Als vuistregel geldt: hoe hoger de prestatie-eisen, hoe energie-rijker de rantsoen moet zijn. 2. Regelmatige beweging is essentieel voor een gezonde energiehuishouding. Trainingseenheden moeten geleidelijk worden verhoogd om het metabolisme de tijd te geven zich aan te passen [s49]. 3. Bij het samenstellen van het rantsoen moet de <u>metabolische flexibiliteit</u> in overweging worden genomen. Een evenwichtige mix van koolhydraten en vetten is belangrijk, waarbij ruwvoer de basis moet vormen [s50]. Stofwisselingsstoornissen zoals insulineresistentie kunnen leiden tot een metabolische inflexibiliteit [s45]. In dergelijke gevallen is de PDC-activiteit vaak verstoord, wat leidt tot problemen bij de energieverwerking. Hier zijn speciale voedingsstrategieën vereist die de bloedsuikerspiegel zo stabiel mogelijk houden. De neuro-endocriene regulatie speelt een belangrijke rol bij de regeling van de energiehuishouding [s50]. Hormonen zoals insuline en glucagon coördineren de energieopslag en -afgifte. Een verstoord hormonaal evenwicht kan leiden tot stofwisselingsproblemen.

Voor een optimaal energiebeheer wordt aanbevolen:
- Regelmatige controle van het lichaamsgewicht
- Aanpassing van het voerrantsoen aan prestatie en gezondheidstoestand
- Voldoende beweging in alle gangen
- Vermijden van lange eetpauzes
- Bij prestatiepaarden: aanvulling met speciale energiediëten

Het toezicht op de energiehuishouding is bijzonder belangrijk bij:
- Drachtige merries
- Groeiende veulens
- Sportpaarden in intensieve training
- Oudere paarden
- Paarden met stofwisselingsziekten

Een gezonde energiehuishouding is de basis voor prestaties en welzijn van het paard. De interactie tussen voeding, beweging en de individuele stofwisselingssituatie moet daarbij altijd in het oog worden gehouden.

Woordenlijst

metabolische flexibiliteit
Een evolutionair ontwikkelde aanpassingscapaciteit van het
metabolisme, die organismen in staat stelt om afhankelijk van de
beschikbaarheid verschillende energiebronnen efficiënt te
gebruiken.

neuro-endocriene regulatie
Een complex samenspel van zenuw- en hormoonsystemen voor de
regeling van lichaamsfuncties. Dit gebeurt via gespecialiseerde
cellen die zowel als zenuwcellen als hormonale producerende cellen
fungeren.

N-lactoyl-phenylalanine
Een boodschapperstof die tijdens lichamelijke activiteit uit het
aminozuur fenylalanine en melkzuur wordt gevormd. Speelt een
belangrijke rol bij de regulatie van de eetlust na de sport.

Pyruvatdehydrogenase
Een enzymcomplex dat uit meerdere subeenheden bestaat en in de
mitochondriën van de cellen is gelokaliseerd. Stoornissen in dit
enzym kunnen leiden tot ernstige stofwisselingsziekten.

1. 3. 2. Mineralenstofwisseling

De mineralenstofwisseling bij het paard is een complex systeem dat verantwoordelijk is voor talrijke levensbelangrijke functies in het lichaam. Hoewel mineralen slechts een klein deel van de voeding uitmaken, zijn ze betrokken bij bijna alle fysiologische processen en zijn ze onmisbare bestanddelen van aminozuren, hormonen en vitamines [s51].

Bijzonder belangrijk is de interactie tussen calcium en fosfor. Calcium, waarvan 99% in het skelet aanwezig is [s52], moet in een verhouding van ongeveer 1,5:1 tot fosfor worden opgenomen [s53]. Een praktisch voorbeeld verduidelijkt het belang: Een paard van 500 kg heeft dagelijks ongeveer 30g calcium en 20g fosfor nodig. Terwijl de calciumbehoefte meestal door kwalitatief hoogwaardig hooi kan worden gedekt, is bij intensief gebruik of tijdens de groei vaak een gerichte mineralensuppletie noodzakelijk. De <u>elektrolyten</u> natrium en kalium spelen een

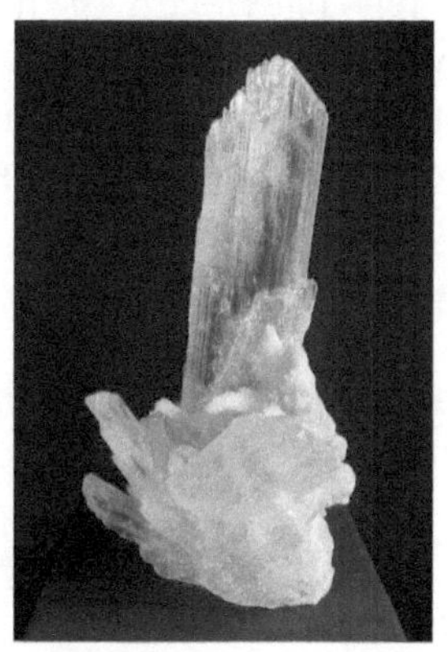

Calcium [i15]

centrale rol bij de regulatie van de vochtbalans en de zenuwprikkelleiding [s54]. Bij hevig zweten, bijvoorbeeld na intensieve training of op hete zomerdagen, moeten paardeneigenaren bijzonder letten op de elektrolytenvoorziening. Een praktische tip: Na een zweterige inspanning kan een elektrolytpasta of -oplossing worden toegediend om verliezen te compenseren.

Spoorelementen zoals zink, koper, mangaan en selenium zijn essentieel voor verschillende stofwisselingsprocessen [s55]. Zink ondersteunt bijvoorbeeld de kwaliteit van de hoeven en de vacht, terwijl koper belangrijk is voor het immuunsysteem [s53]. Een tekort wordt vaak pas na weken of maanden zichtbaar, bijvoorbeeld door broze hoeven of doffe vacht. Daarom is een regelmatige controle van de mineralenvoorziening aan te raden, vooral bij:

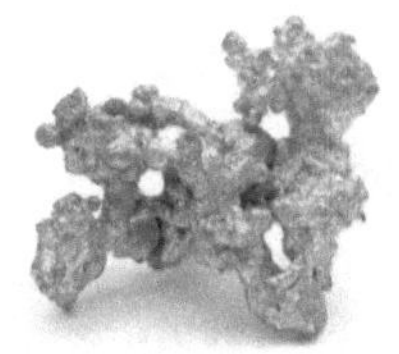

Koper [i16]

- Fokpaarden
- Sportpaarden in training
- Paarden met stofwisselingsziekten
- Seniorpaarden

De biologische beschikbaarheid van mineralen speelt een cruciale rol. Interessant is dat lucerne bijzonder goede biosorptie-eigenschappen voor verschillende mineralen vertoont [s51]. Dit maakt het een waardevol onderdeel in de paardenvoeding, vooral voor paarden met

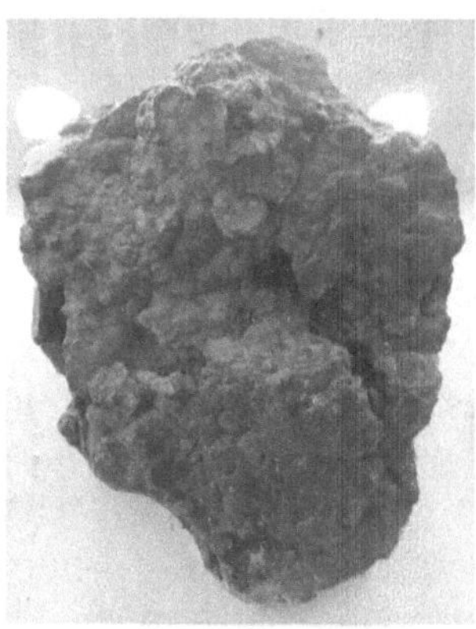

Mangaan [i17]

een verhoogde mineralenbehoefte. Jodium is een ander belangrijk spoorelement dat nodig is voor de productie van de schildklierhormonen T3 en T4 [s53]. Deze reguleren de stofwisselingssnelheid van het gehele organisme. Een praktische opmerking: In jodiumarme gebieden moet op een adequate suppletie worden gelet.

Voor de optimale mineralenvoorziening wordt aanbevolen:
- Regelmatige analyse van het gebruikte basisvoeder
- Aanpassing van de mineralensuppletie aan individuele behoeften
- Rekening houden met regionale omstandigheden (bijv. seleniumarme bodems)
- Aandacht voor de interacties tussen verschillende mineralen

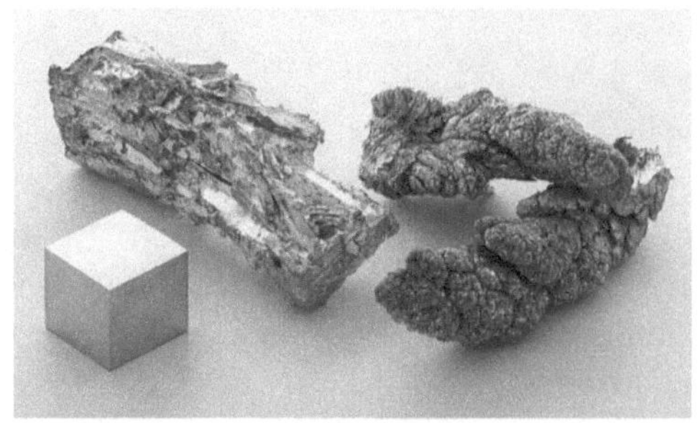

Zink [i18]

Vitamine D speelt een bijzondere rol in de mineralenstofwisseling, omdat het de opname van calcium en fosfor uit de darm en hun opname in het skelet reguleert [s52]. Daarbij is voldoende zonlicht belangrijk voor de activering van de vitamine. Een praktische tip: Paarden moeten dagelijks toegang hebben tot buitenruimtes, idealiter ook bij bewolkt weer.

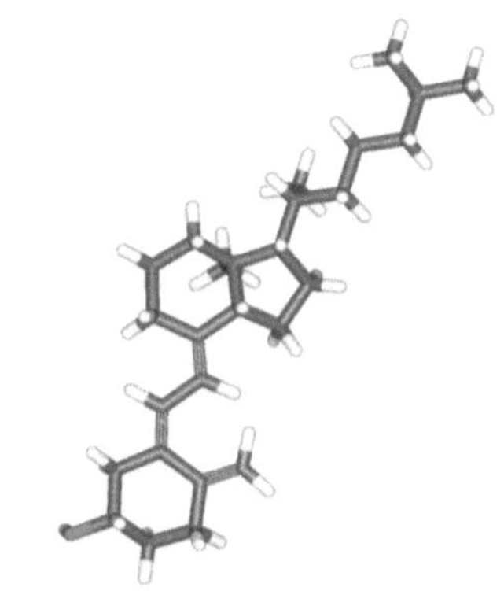

Vitamine D [i19]

Kobalt is een ander essentieel spoorelement dat nodig is voor de vorming van vitamine B12 door de darmflora [s53]. Dit onderstreept het belang van een gezonde darmflora voor de gehele mineralenstofwisseling.

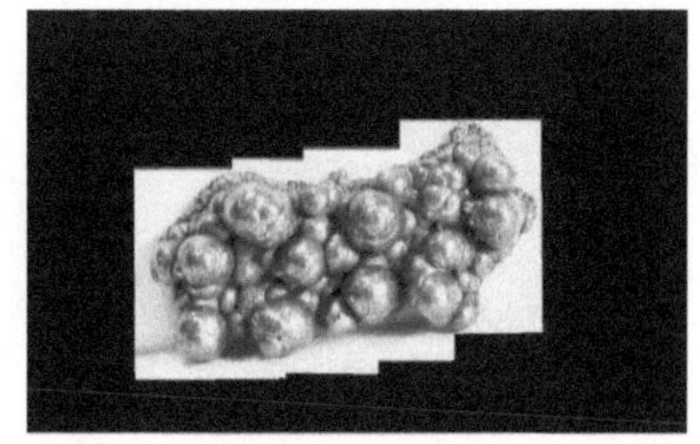

Kobalt [i20]

Woordenlijst

Biosorptie
Een natuurlijk proces waarbij bepaalde materialen of organismen stoffen uit hun omgeving kunnen opnemen en binden. Bij planten verwijst het naar het vermogen om voedingsstoffen efficiënt uit de bodem op te nemen.

Elektrolyt
Minerale verbindingen die zich in water in elektrisch geladen deeltjes splitsen. Ze zijn essentieel voor de spiercontractie en de waterverdeling in het lichaam van het paard.

1. 3. 3. Vitaminebehoefte

De vitaminebehoefte van paarden is nauw verbonden met hun gezondheid en prestaties. Vooral vitamine E speelt als essentiële voedingsstof een centrale rol in de neuromusculaire functie [s56]. Als primair antioxidant voorkomt het de lipidperoxidatie en stabiliseert het plasmamembranen [s57]. De aanbevolen dagelijkse dosis ligt tussen 1-2 internationale eenheden per kilogram lichaamsgewicht, waarbij de onderhoudsbehoefte bij 50 IU/kg droge stofopname en de groeibehoefte bij 80 IU/kg ligt [s57]. Vers gras is de beste natuurlijke vitamine E-bron, maar de inhoud daalt drastisch tijdens het drogen tot hooi [s56]. Paardenhouders moeten daarom, vooral bij stalhouderij, zorgen voor voldoende supplementatie. Een praktische tip: voor het starten van een aanvulling is een bloedonderzoek aan te raden, aangezien sommige paarden door genetische variaties een verhoogde behoefte kunnen hebben [s56]. De absorptie van vitamine E gebeurt passief via de darmcellen en is afhankelijk van een voldoende vetinname [s57]. De lever speelt hierbij een sleutelrol - het α-tocopherol-transferproteïne bindt selectief RRR-α-tocopherol en verpakt het in lipoproteïnen voor transport in het lichaam [s57]. Vitamine K is essentieel voor de bloedstolling, vaatgezondheid en het botmetabolisme [s58]. Interessant is dat er bij paarden nog nooit een primaire vitamine K-tekort is vastgesteld, aangezien de opname via voeder en de productie door darmbacteriën normaal gesproken voldoende is. Toch kan bij volledige stalhouderij zonder toegang tot vers gras een supplementatie zinvol zijn [s58]. De vitamine A-behoefte is nauw verbonden met metabolisme, gezichtsvermogen, vruchtbaarheid en het immuunsysteem [s59]. Het ondersteunt de aanpassingscapaciteit van het lichaam aan fysieke belasting - bijzonder belangrijk voor sportpaarden. Een praktische opmerking voor wedstrijdruiters: na intensieve training moet er extra aandacht zijn voor de vitamine E-voorziening, omdat het de regeneratie ondersteunt [s59]. De B-vitamines spelen een centrale rol in het energiemetabolisme en de zenuwfunctie [s59]. Thiamine, riboflavine, niacine, pantotheenzuur, pyridoxine, biotine, foliumzuur en cyanocobalamine vormen daarbij een complex netwerk. Vitamine C, als belangrijk antioxidant, ondersteunt het immuunsysteem en is betrokken bij de vorming van gezond bindweefsel [s59]. Bijzondere aandacht verdient de vitamine E-voorziening in het eerste levensjaar, aangezien een tekort in verband wordt gebracht met de ontwikkeling van neuroaxonale dystrofie en degeneratieve myeloenzephalopathie [s60]. Bij getroffen dieren is een verhoogde stofwisselingssnelheid van α-tocopherol vastgesteld, wat de noodzaak van een hoge dosis supplementatie bij genetisch gevoelige dieren onderstreept [s60].

Voor de praktijk volgen de volgende aanbevelingen:
- Regelmatig weidegang voor natuurlijke vitaminevoorziening
- Supplementatie bij stalhouderij of verhoogde behoefte
- Bloedwaardecontrole voor het starten van een aanvulling
- Bijzondere aandacht voor de vitaminevoorziening bij:

* Jongpaarden in de groei
* Sportpaarden in intensieve training
* Fokmerries
* Paarden zonder toegang tot weide

Een tekort aan vitamine E kan zich uiten in verschillende neuromusculaire aandoeningen [s56]. Risicofactoren zijn daarbij gebrek aan weidegang, onvoldoende dieetvoorziening of overmatig koper in de voeding [s61].

α-tocoferol [i21]

47

Woordenlijst

Lipidperoxidatie
Een schadelijk chemisch proces waarbij vrije radicalen vetzuren in
celmembranen kunnen aanvallen en vernietigen

Myeloenzephalopathie
Een aandoening die zowel het ruggenmerg als de hersenen aantast
en kan leiden tot neurologische uitval

Neuroaxonale Dystrofie
Een erfelijke aandoening van het zenuwstelsel bij paarden die leidt
tot bewegingsstoornissen en coördinatieproblemen

α-Tocopherol
De biologisch actiefste vorm van vitamine E, die bijzonder goed
door het lichaam kan worden opgenomen en benut

1. 3. 4. Waterhuishouding

De waterhuishouding bij het paard is een fijn gereguleerd systeem dat verantwoordelijk is voor talrijke levensbelangrijke functies in het lichaam. Een volwassen paard van 500 kg lichaamsgewicht bestaat voor ongeveer 65% uit water, wat overeenkomt met een totaal watervolume van ongeveer 325 liter [s62]. Deze indrukwekkende hoeveelheid benadrukt het centrale belang van de waterhuishouding voor de gezondheid van het paard. Onder normale omstandigheden heeft een 500 kg zwaar paard dagelijks ongeveer 27-30 liter water nodig, waarbij ongeveer 85% via direct drinken wordt opgenomen [s62]. De rest wordt geleverd via voedsel en metabolisch water. Een praktische tip voor paardeneigenaren: de dagelijkse waterinname moet worden gecontroleerd, aangezien plotselinge veranderingen in drinkgedrag op gezondheidsproblemen kunnen wijzen. Bij lichamelijke inspanning of hoge temperaturen stijgt de waterbehoefte aanzienlijk. Paarden kunnen tijdens de training verbazingwekkende hoeveelheden vocht verliezen - onder gematigde omstandigheden 5-7 liter per uur, bij extreme belasting zelfs tot 10-12 liter [s62]. Dit benadrukt waarom de watervoorziening bij sportieve activiteiten bijzonder belangrijk is. Een fascinerend aspect van de paardenfysiologie is het vermogen om waterverlies gedeeltelijk te compenseren door vochtreserves uit het maag-darmkanaal [s62]. Deze evolutionaire aanpassing stelt paarden in staat om ook langere inspanningsperiodes te doorstaan. Toch moeten paardeneigenaren waakzaam zijn: een klinisch relevante dehydratie treedt al op wanneer een paard 3% of meer van zijn lichaamsmassa door vochtverlies verliest [s63]. De zweetproductie bij paarden is in vergelijking met mensen aanzienlijk hoger, wat leidt tot een aanzienlijk verlies van elektrolyten [s63]. Een praktische opmerking voor wedstrijdruiters: na intensieve training moet niet alleen water, maar ook een uitgebalanceerde elektrolytaanvulling worden aangeboden. Het alleen geven van water zonder elektrolyten kan de dehydratie zelfs verergeren [s64].

Voor de praktijk volgen hier enkele belangrijke aanbevelingen:
- Voortdurende toegang tot vers, schoon water
- Regelmatige controle van de drinkbakken op functionaliteit
- Bij hitte of intensieve arbeid extra wateraanbiedingen
- Elektrolytaanvulling na hevig zweten
- Observatie van het drinkgedrag als gezondheidsindicator

De waterhuishouding staat in nauw verband met de zuur-basebalans en de nierfunctie [s65]. Intense beweging beïnvloedt de bloedviscositeit en kan leiden tot veranderingen in de plasma-aldosteron-concentratie, wat op zijn beurt de renale natriumuitscheiding beïnvloedt [s65].

Bijzondere aandacht verdient de waterhuishouding bij:
- Sportpaarden in intensieve training
- Paarden bij hoge omgevingstemperaturen
- Drachtige merries
- Oudere paarden
- Paarden met gezondheidsbeperkingen

Een belangrijk praktisch aspect is de monitoring van de hydratatie. De volgende tekenen kunnen wijzen op dehydratie:
- Vertraagde huidplooireactie
- Droge of plakkerige slijmvliezen
- Ingezakte ogen
- Verminderde urineproductie
- Donkergekleurde urine

De watervoorziening moet vooral tijdens transport en wedstrijden worden gewaarborgd. Een praktische tip: veel paarden drinken liever uit vertrouwde containers of geven de voorkeur aan water van thuis. Het kan daarom zinvol zijn om tijdens reizen eigen water mee te nemen of het vreemde water wat appelsap toe te voegen om de acceptatie te verhogen.

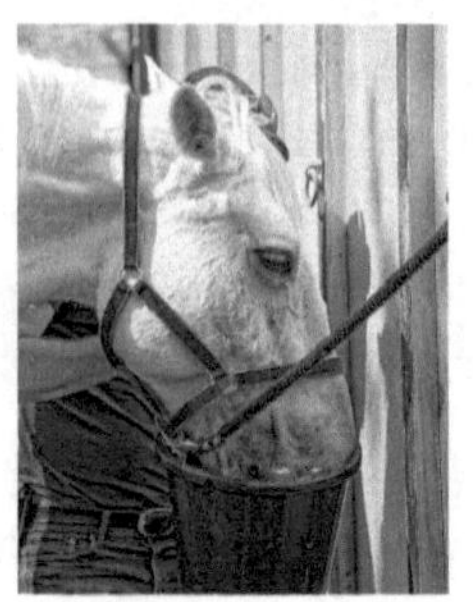

Waterhuishouding [i22]

Woordenlijst

Bloedviscositeit
Beschrijft de stroperigheid van het bloed, die wordt bepaald door het aandeel van de vaste bestanddelen zoals rode bloedcellen. Een verhoogde viscositeit kan de doorbloeding bemoeilijken.

Plasma-aldosteron
Een hormoon van de bijnierschors dat de mineralenhuishouding reguleert en bijzonder belangrijk is voor het handhaven van de natrium-kaliumbalans in het lichaam.

Samenvatting - 1. 3. Stofwisselingsprocessen

- De pyruvaatdehydrogenase reguleert de omzetting van pyruvaat in acetyl-CoA en verbindt daarmee vet- en suikerstofwisseling. Tijdens lichamelijke activiteit wordt N-lactoyl-fenylalanine geproduceerd, dat de voedselinname reguleert. Verschillende paardenrassen vertonen verschillen in hun stofwisselingspaden. 99% van het calcium in het paardenlichaam bevindt zich in het skelet. Luzerne heeft bijzonder goede biosorptie-eigenschappen voor verschillende mineralen. Het vitamine E-gehalte in groenvoer daalt drastisch tijdens het droogproces tot hooi. De absorptie van vitamine E gebeurt passief via de darmcellen en vereist een voldoende vetinname. Het α-tocopherol-transferproteïne in de lever bindt selectief RRR-α-tocopherol voor transport. Een primaire vitamine K-tekort is nog nooit vastgesteld bij paarden. Vitamine E-tekort wordt in verband gebracht met de ontwikkeling van neuroaxonale dystrofie en degeneratieve myeloenzephalopathie. Een 500 kg zwaar paard bestaat voor ongeveer 65% uit water (325 liter). Paarden kunnen tijdens de training 5-7 liter vloeistof per uur verliezen, bij extreme belasting tot 10-12 liter. Een klinisch relevante dehydratie treedt al op bij 3% lichaamsverlies door vochtverlies. Intense beweging beïnvloedt de bloedviscositeit en de plasma-aldosteronconcentratie.

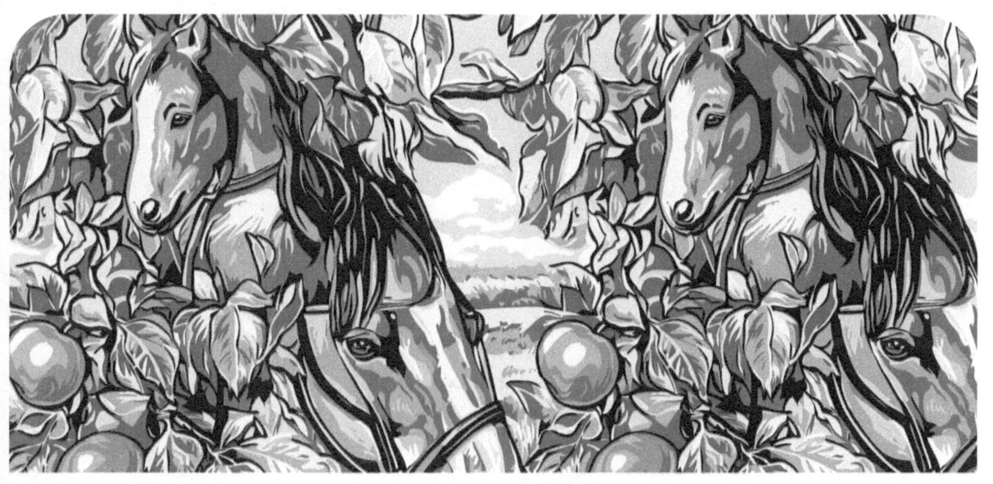

Terugblik - 1. Anatomie en fysiologie van het paard

- Het paarden skelet bevat bijzonder veel collageen voor stabiliteit en elasticiteit
- De collageenstructuur in het bot wordt met de leeftijd losser en minder gestructureerd
- Het articulaire kraakbeen is opgebouwd uit drie zones met verschillend verlopende collageenfibrillen
- Het suspensorium stabiliseert het kootgewricht en voorkomt overmatige overstrekking
- Standardbreds hebben een hoger spierpercentage in het suspensorium dan volbloeden
- Musculoskeletale aandoeningen zijn de meest voorkomende diagnose in de paardengeneeskunde
- De transcriptiefactor Sox9 reguleert de ontwikkeling van spieren, pezen en botten
- De onbeslagen hoef dempt trillingen beter dan de beslagen hoef
- De bloed-hersenbarrière wordt gevormd door speciale endotheelcellen met bijzonder dichte verbindingen
- Astrocyten en pericyten ondersteunen de bloed-hersenbarrière bij de regulatie van de ionenhomeostase
- De hypofyse reguleert talrijke stofwisselings- en voortplantingsfuncties
- Tijdens de training kan de zuurstofopname met 35 keer toenemen
- De hartslag stijgt proportioneel met de werkbelasting, zonder dat het slagvolume daalt
- Een paard van 500 kg bestaat voor ongeveer 65% uit water (325 liter)
- Paarden kunnen tijdens de training 5-7 liter vocht per uur verliezen
- De metabolische flexibiliteit maakt een snelle wissel tussen verschillende energiebronnen mogelijk

- Lac-Phe wordt geproduceerd tijdens lichamelijke activiteit en reguleert de voedselinname
- Calcium en fosfor moeten in een verhouding van ongeveer 1,5:1 worden opgenomen
- Luzerne heeft bijzonder goede biosorptie-eigenschappen voor verschillende mineralen
- Vitamine E is essentieel voor de neuromusculaire functie en voorkomt lipidperoxidatie

Hoewel deze anatomische en fysiologische basisprincipes de basis vormen voor het begrip van de paardengezondheid, bieden natuurlijke geneesmethode fascinerende mogelijkheden om deze complexe systemen op een zachte manier te ondersteunen en in balans te brengen.

2. Natuurlijke geneeswijzen

Natuurlijke geneesmethode fascineren de mensheid al duizenden jaren. Maar welke rol spelen ze vandaag de dag in de moderne paardgeneeskunde? Kunnen traditionele behandelmethoden zoals acupunctuur, osteopathie of fytotherapie de conventionele veterinaire geneeskunde zinvol aanvullen? De groeiende betekenis van holistische therapieën roept belangrijke vragen op: Hoe kan de effectiviteit van natuurgeneeskundige methoden wetenschappelijk worden aangetoond? Welke methoden zijn bijzonder geschikt voor de behandeling van paarden? En waar liggen de grenzen van de natuurgeneeskunde? Dit hoofdstuk belicht verschillende natuurlijke geneesmethode en hun toepassing in de paardgeneeskunde. Zowel traditionele methoden als moderne ontwikkelingen worden gepresenteerd en kritisch beoordeeld. Een bijzondere focus ligt op de praktische uitvoering en integratie in bestaande behandelconcepten. De toenemende wetenschappelijke verkenning van natuurlijke geneesmethode opent nieuwe perspectieven voor een evidence-based complementaire paardgeneeskunde. De combinatie van beproefde natuurgeneeskundige methoden met moderne veterinaire geneeskunde zou de weg kunnen wijzen naar een holistischere gezondheidszorg voor onze paarden.

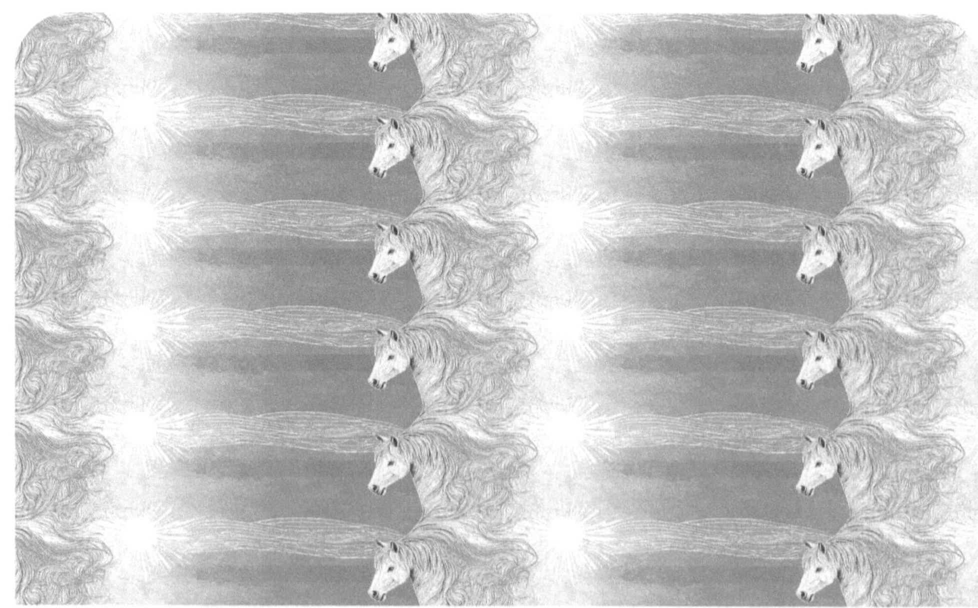

2. 1. Kruidenleer

Het gebruik van geneeskrachtige kruiden in de paardengeneeskunde roept spannende vragen op: Hoe kunnen traditionele geneeskrachtige planten de moderne veterinaire geneeskunde zinvol aanvullen? Welke wetenschappelijke bevindingen bevestigen de effectiviteit van plantaardige geneesmiddelen bij verschillende aandoeningen van het paard? De kruidkunde verenigt eeuwenoud ervaringskennis met actuele onderzoeksresultaten. Hierbij blijkt dat veel geneeskrachtige planten bioactieve stoffen bevatten die aantoonbaar therapeutische effecten hebben - of het nu gaat om ademhalingsziekten, spijsverteringsproblemen of ter ondersteuning van het immuunsysteem. Ook bij wondbehandeling kunnen specifieke plantaardige werkstoffen de genezing positief beïnvloeden. De gerichte toepassing van geneeskrachtige kruiden vereist grondige kennis over effecten, doseringen en mogelijke interacties. Actuele wetenschappelijke studies leveren nieuwe inzichten op over de complexe werkingsmechanismen van plantaardige ingrediënten en hun therapeutisch potentieel in de paardengeneeskunde.

„Tijm bevat etherische oliën met slijmoplossende en antibacteriële eigenschappen en wordt bij paarden gebruikt als voederadditief of hooi-infusie met ongeveer 2-3 g gedroogde kruiden per 100 kg lichaamsgewicht.“

2. 1. 1. Geneeskrachtige kruiden voor luchtwegen

Bij paarden spelen luchtwegaandoeningen een belangrijke rol, aangezien deze dieren als voormalige steppenbewoners bijzonder gevoelig reageren op stalhouderij en de daarmee samenhangende omgevingsinvloeden [s66]. De gerichte toepassing van geneeskrachtige kruiden kan hier ondersteunend werken en het welzijn van de dieren aanzienlijk verbeteren.

Bijzonder effectief zijn verschillende traditionele geneeskrachtige kruiden die al eeuwenlang in de paardengeneeskunde worden gebruikt. Tijm bijvoorbeeld bevat etherische oliën met slijmoplossende en antibacteriële eigenschappen. In de praktijk heeft het zich bewezen om tijm als toevoeging aan het voer te geven of als aftreksel over het hooi te sproeien. Hierbij dient men per 100 kg lichaamsgewicht ongeveer 2-3 g gedroogd kruid te gebruiken.

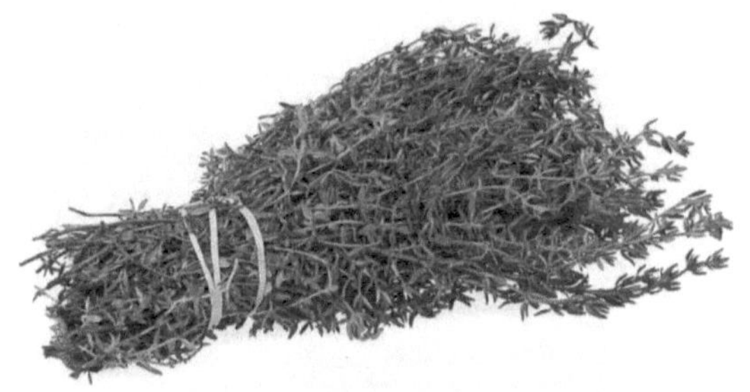

Tijm [i23]

Eucalyptus is een ander belangrijk geneeskrachtig kruid voor de luchtwegen. Zijn sterk desinfecterende en slijmoplossende eigenschappen maken het een waardevolle hulp bij verstopte luchtwegen. Bij de toepassing is inhalatie bijzonder aan te raden: hiervoor wordt heet water met enkele druppels eucalyptusolie in een emmer bereid en het paard wordt gedurende ongeveer 10-15 minuten aangeboden om te inhaleren [s66]. Een veelbelovende nieuwe benadering in de behandeling van luchtwegaandoeningen is het gebruik van wateroplosbaar <u>Curcumin</u>.

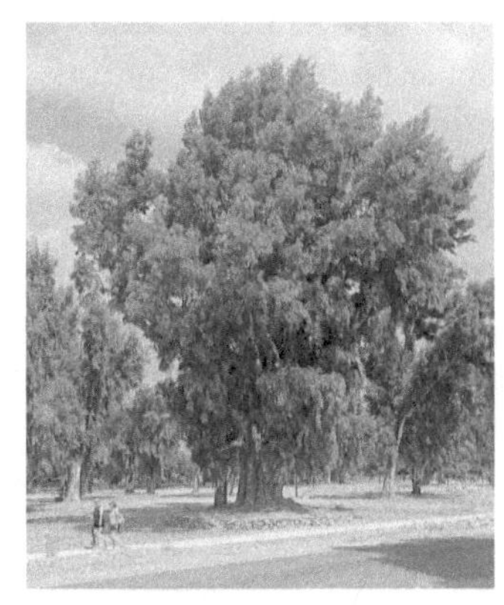

Eucalyptus [i24]

Wetenschappelijke studies hebben aangetoond dat deze stof door zijn ontstekingsremmende eigenschappen de productie van schadelijke zuurstofverbindingen kan verminderen [s67]. Bijzonder effectief is de toediening door inhalatie, waarbij de wateroplosbare vorm een aanzienlijk betere <u>bio-beschikbaarheid</u> heeft dan conventioneel curcumin.

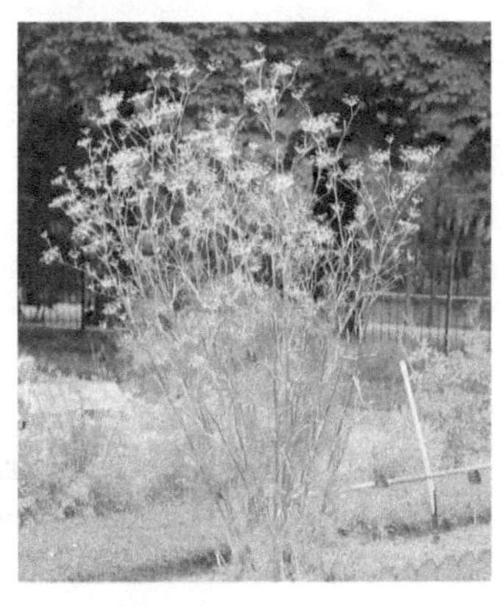

Venkel [i25]

Munt en venkel zijn andere bewezen geneeskrachtige kruiden die goed te combineren zijn. Terwijl munt door zijn verkoelende werking de luchtwegen vrijmaakt, ondersteunt venkel de slijmoplossing. In de praktische toepassing kan men beide kruiden als thee zetten en deze ofwel gebruiken voor inhalatie of aan het drinkwater toevoegen.

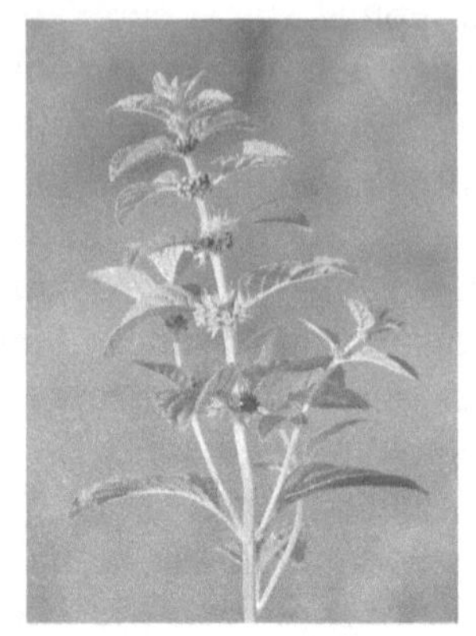

Munt [i26]

Salie heeft zich bijzonder bewezen bij de behandeling van acute irritaties van de luchtwegen. Zijn antibacteriële werking maakt hem tot een waardevolle hulp bij beginnende infecties. In de praktijk heeft de toediening als thee-aftreksel zich bewezen, dat aan het voer wordt toegevoegd. Anijs rondt het spectrum van luchtwegkruiden af en wordt vooral gewaardeerd om zijn krampstillende eigenschappen. Het kan goed met andere kruiden worden gecombineerd en verbetert hun werking [s66]. Bij de toepassing van geneeskrachtige kruiden is het belangrijk om enkele basisregels in acht te nemen. De dosering moet altijd worden aangepast aan het gewicht van het paard. Ook moeten de kruiden niet permanent, maar in kuren van 2-3 weken worden ingezet. Vooral bij chronische aandoeningen is het raadzaam om de behandeling met de dierenarts te bespreken [s66].

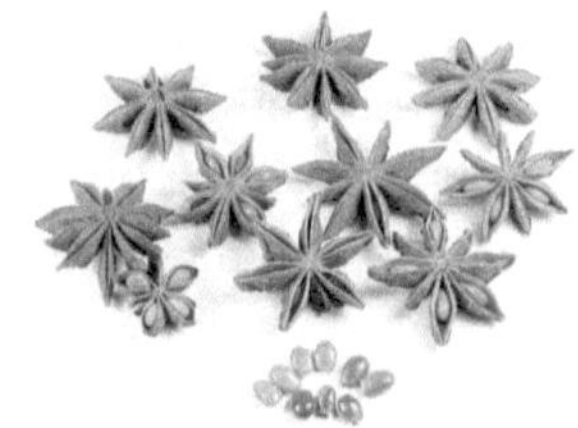

Anis [i27]

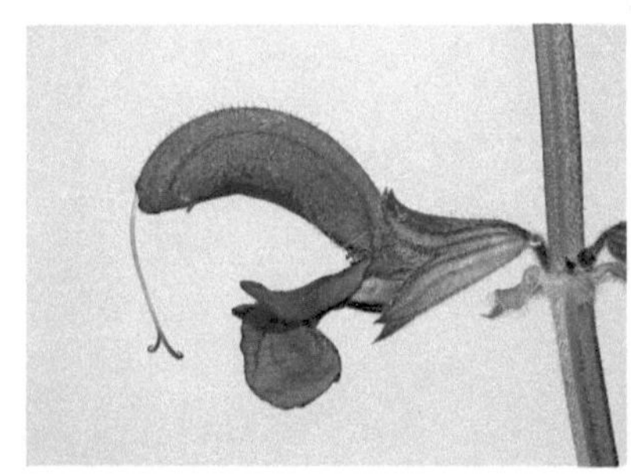

Salie [i28]

Onderzoeksresultaten naar de werking van wateroplosbaar curcumin tonen veelbelovende resultaten: de behandeling leidde tot een significante reductie van ontstekingsmarkers in de bronchiale vloeistof, zonder de hoeveelheid afweercellen te beïnvloeden [s67]. Dit wijst erop dat curcumin gericht ingrijpt in de ontstekingsprocessen en daarbij de natuurlijke afweermechanismen van het lichaam niet verstoort. De combinatie van verschillende geneeskrachtige kruiden kan hun werking vaak versterken. Men moet echter oppassen om niet te veel kruiden tegelijkertijd te gebruiken. Een bewezen mengsel bestaat bijvoorbeeld uit gelijke delen tijm, salie en venkel, die als thee kunnen worden gezet en over het voer kunnen worden gegeven.

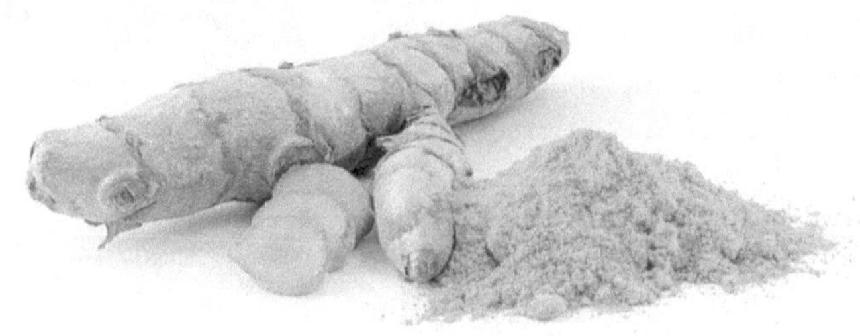

Curcumine [i29]

Woordenlijst

Bio-beschikbaarheid
Het aandeel van een werkzame stof dat onveranderd in het lichaam wordt opgenomen en op de werkplek beschikbaar is

Curcumin
Een gele plantaardige kleurstof uit de wortel van de kurkumaplant, die naast ontstekingsremmende ook een antioxidatieve en antimicrobiële werking heeft

2. 1. 2. Spijsverteringsbevorderende kruiden

pijsverteringsproblemen bij paarden kunnen effectief worden behandeld door het gerichte gebruik van geneeskrachtige kruiden. De traditionele kruidengeneeskunde biedt hier een rijke ervaring, die door moderne wetenschappelijke inzichten wordt bevestigd en uitgebreid [s68].

Paardenbloem speelt hierbij een sleutelrol. De spijsverteringsbevorderende werking berust op verschillende mechanismen: het stimuleert de galsecretie, ondersteunt de natuurlijke darmbewegingen en optimaliseert de maagzuurproductie [s68]. In de praktijk heeft het zich bewezen om verse paardenbloem in kleine hoeveelheden door het hooi te mengen of als gedroogd kruid aan het krachtvoer toe te voegen. Men moet beginnen met kleine hoeveelheden en de dosis geleidelijk verhogen.

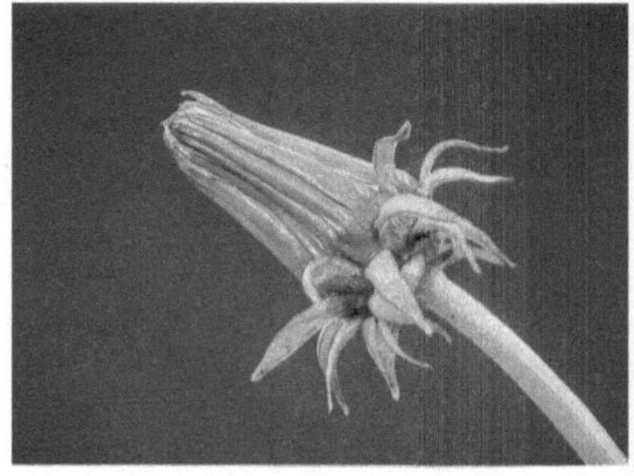

Paardenbloem [i30]

Kamille blijkt bijzonder waardevol bij nerveuze spijsverteringsstoornissen. De krampstillende en kalmerende eigenschappen helpen om spanningen in het maag-darmkanaal te verlichten [s68]. Een praktische toepassing is het bereiden van een geconcentreerde kamille-infusie, die aan het drinkwater wordt toegevoegd. Voor elke 100 kg lichaamsgewicht wordt een dagelijkse dosis van ongeveer 15-20 g gedroogde kamillebloemen aanbevolen. Een bijzonder interessant aspect is de werking van etherische oliën op de

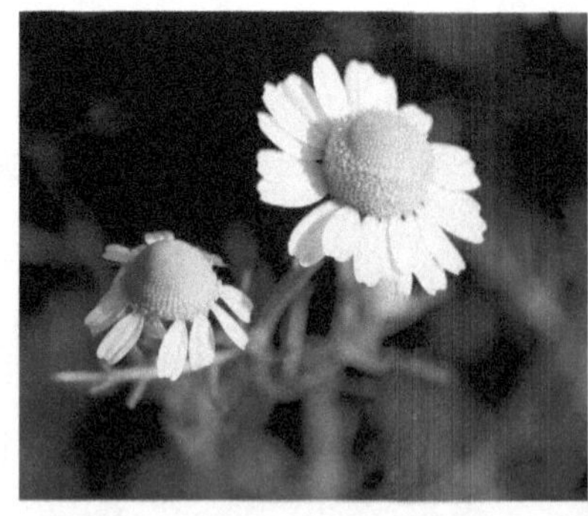

Kamille [i31]

darmflora. Deze kunnen gericht <u>pathogene</u> kiemen verminderen en tegelijkertijd de groei van nuttige darmbacteriën bevorderen [s68]. Deze eigenschap maakt ze tot waardevolle helpers bij het herstellen van een gezonde darmflora, bijvoorbeeld na antibioticabehandelingen of bij spijsverteringsstoornissen.

Alfalfa (luzerne) heeft zich bewezen als een natuurlijke buffer in het spijsverteringskanaal. De bijzondere eigenschappen ondersteunen het behoud van een gezonde pH-waarde in de maag en bevorderen de vezelvertering [s69]. Bij het voeren moet alfalfa idealiter vóór het krachtvoer worden gegeven om de bufferende werking optimaal te benutten. De combinatie van verschillende kruiden kan hun effectiviteit versterken. Wetenschappelijke onderzoeken hebben aangetoond dat speciaal samengestelde kruidenmengsels de vezelvertering kunnen

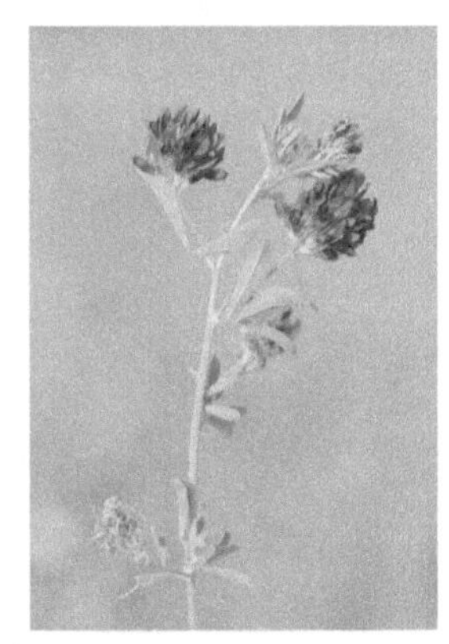

Alfalfa [i32]

verbeteren en de darmgezondheid positief kunnen beïnvloeden [s68]. Een beproefd mengsel bestaat uit gelijke delen paardenbloem, kamille en alfalfa, dat gedurende een periode van 2-3 weken aan het voer wordt toegevoegd. Voor de praktische toepassing is het belangrijk om de kruiden niet willekeurig te combineren, maar terug te grijpen naar beproefde mengsels. De dosering moet worden aangepast aan het gewicht van het paard en de behandeling bij chronische problemen moet met de dierenarts worden besproken. Vooral bij de eerste toepassing is het raadzaam om met kleine hoeveelheden te beginnen en de reactie van het paard zorgvuldig te observeren. Het gebruik van plantaardige poeders als voedingssupplement is in de moderne paardenvoeding gevestigd [s70]. Deze speciaal ontwikkelde producten kunnen de natuurlijke darmflora ondersteunen en helpen bij maagproblemen. Bij de selectie moet men letten op kwalitatief hoogwaardige producten die speciaal voor paarden zijn ontwikkeld. Een holistische benadering van spijsverteringsondersteuning moet naast het geven van kruiden ook rekening houden met de voedingsgewoonten en huisvestingsomstandigheden. Regelmatige beweging, voldoende ruwvoer en een stressvrije omgeving zijn belangrijke factoren voor een gezonde spijsvertering. De preventieve toepassing van spijsverteringsbevorderende kruiden kan vooral in stresssituaties zoals wedstrijden, transport of stalwisselingen zinvol zijn. Hier heeft de preventieve toediening van kalmerende en spijsverteringsbevorderende kruiden zich bewezen om mogelijke spijsverteringsstoornissen te voorkomen.

Woordenlijst

Alfalfa
Een plant uit de familie van de vlinderbloemigen, die tot 1 meter
hoog kan groeien en door zijn diepgaande wortelsysteem ook
mineralen uit diepere bodemlagen kan opnemen.

pathogeen
Ziekteverwekkend of ziekmakend - verwijst naar organismen zoals
bacteriën of virussen die ziekten kunnen veroorzaken.

2. 1. 3. Immunversterkende Planten

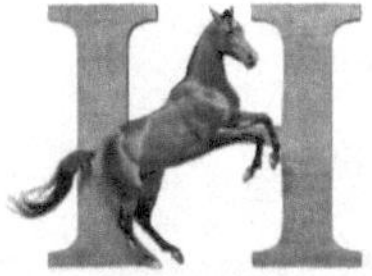et immuunsysteem van paarden kan effectief worden ondersteund door gerichte kruideninname. Wetenschappelijke studies bevestigen de werkzaamheid van verschillende geneeskrachtige planten die al eeuwenlang in de traditionele geneeskunde worden gebruikt [s71].

<u>Echinacea purpurea</u> (Rode zonnehoed) speelt hierbij een sleutelrol. De plant verhoogt aantoonbaar de activiteit van immuuncellen en verbetert zowel de cellulaire als de humorale immuniteit [s72]. In de praktische toepassing heeft het zich bewezen om Echinacea als tinctuur of gedroogd kruid tijdens het natte en koude seizoen preventief toe te dienen. Voor 500 kg lichaamsgewicht wordt een dagelijkse dosis van 15-20 ml tinctuur of 20-25 g gedroogd kruid aanbevolen.

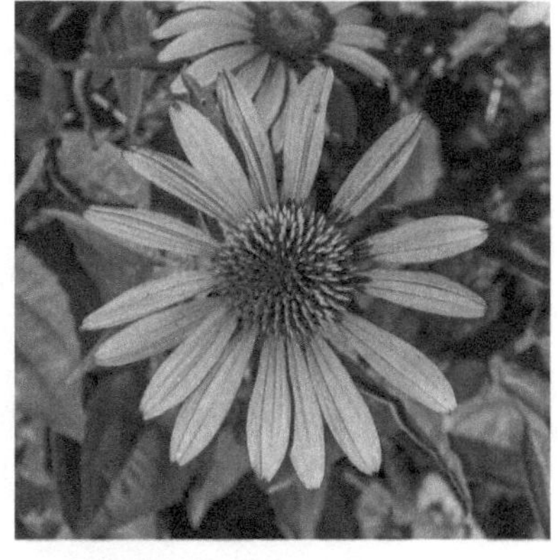

Rode zonnehoed [i33]

<u>Glycyrrhiza glabra</u> (Zoethoutwortel) vertoont opmerkelijke immunomodulerende eigenschappen. Het activeert macrofagen en granulocyten en ondersteunt zo de natuurlijke afweer [s73]. Bij de toepassing moet de wortel als poeder of extract aan het voer worden toegevoegd. Belangrijk is een kuurvorm van 2-3 weken met een daaropvolgende pauze.

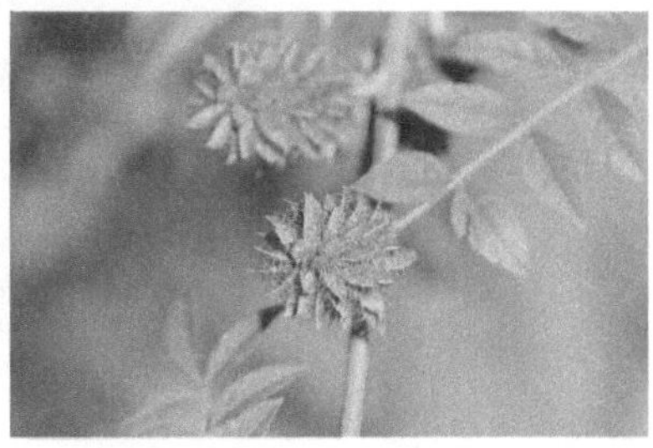

Glycyrrhiza glabra [i34]

<u>Origanum vulgare</u> (Oregano) heeft zich bewezen als een veelbelovende immunomodulator [s72]. De etherische oliën hebben een antimicrobiële werking en versterken het immuunsysteem. In de praktijk kan oregano vers of gedroogd aan het voer worden toegevoegd. Een beproefde methode is ook het maken van een geconcentreerde infusie die aan het drinkwater wordt toegevoegd.

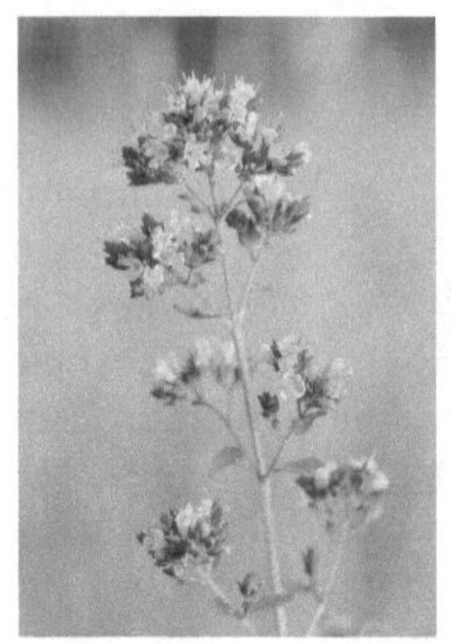

Oregano [i35]

<u>Curcuma longa</u> (Kurkuma) en Zingiber officinalis (Gember) vullen elkaar uitstekend aan in hun immuniteitsversterkende werking [s71]. Terwijl kurkuma vooral ontstekingsremmend werkt, ondersteunt gember de afweer door zijn stofwisselingstimulerende werking. De combinatie van beide wortels kan als poeder aan het voer worden toegevoegd, waarbij met kleine hoeveelheden moet worden begonnen.

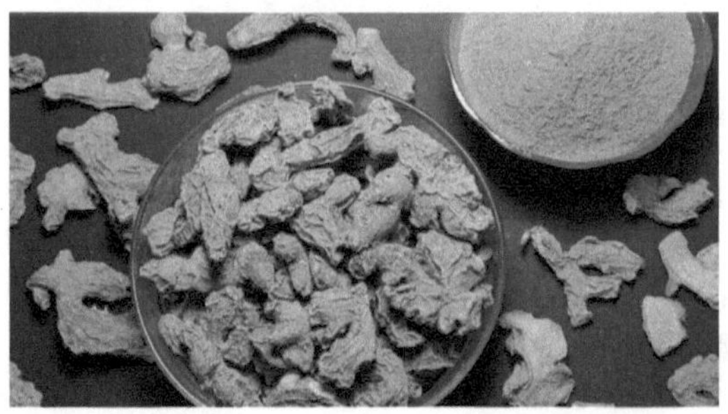

Zingiber officinalis [i36]

Allium sativum (Knoflook) heeft zich bewezen als een natuurlijk antibioticum en bevordert de productie van immunoglobulinen [s73]. Bij de toediening is het belangrijk dat het paard de smaak accepteert. Een geleidelijke gewenning door geleidelijke dosisverhoging heeft zich bewezen.

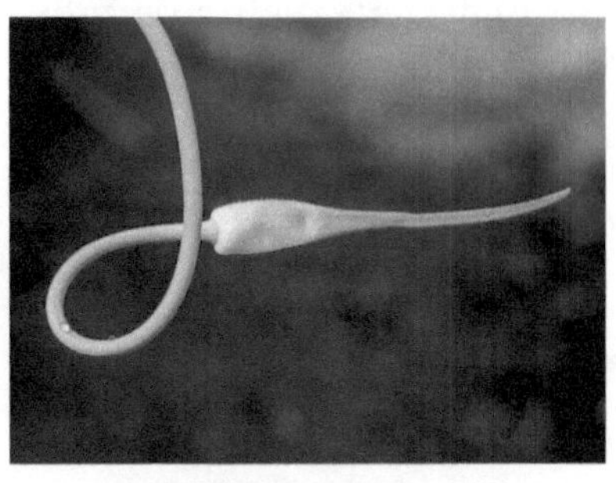

Allium sativum [i37]

Moringa oleifera vertoont veelbelovende eigenschappen bij de ondersteuning van het immuunsysteem [s71]. De bladeren zijn rijk aan vitamines en mineralen en kunnen gedroogd aan het voer worden toegevoegd. Vooral in de revalidatie na ziekten heeft Moringa zich als waardevol bewezen.

Bij de praktische toepassing van immuniteitsversterkende planten moeten enkele basisregels in acht worden genomen:

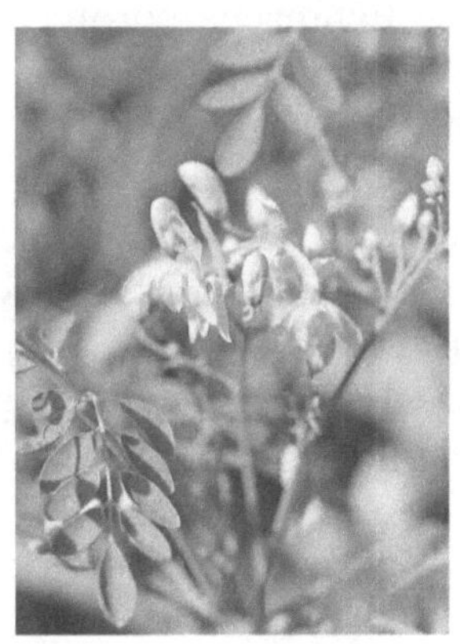

Moringa oleifera [i38]

- De kruiden moeten in kuurvorm (2-3 weken) worden toegediend
- Een combinatie van maximaal 3-4 kruiden is aan te raden
- De dosering moet worden aangepast aan het gewicht van het paard
- Bij de eerste toepassing moet de verdraagzaamheid worden geobserveerd
- Chronische aandoeningen vereisen overleg met de dierenarts

Bijzonder effectief is de preventieve toepassing van immuniteitsversterkende kruiden in stresssituaties zoals:
- Wedstrijdperiodes
- Stalwisselingen
- Transportstress
- Weersveranderingen
- Groepswisselingen

Een beproefde basismix voor immuniteitsversterking bestaat uit:
- 40% Echinacea purpurea
- 30% Origanum vulgare
- 30% Glycyrrhiza glabra

Deze mix kan gedurende 2-3 weken aan het voer worden toegevoegd, gevolgd door een pauze van een week. Indien nodig kan de kuur worden herhaald. Onderzoek toont aan dat de in de geneeskrachtige planten aanwezige fytochemicaliën zoals flavonoïden, saponinen en alkaloïden aanzienlijk bijdragen aan de immuniteitsversterkende werking [s71]. Deze stoffen ondersteunen niet alleen de directe afweer tegen ziekteverwekkers, maar optimaliseren ook de natuurlijke immuniteitsreactie.

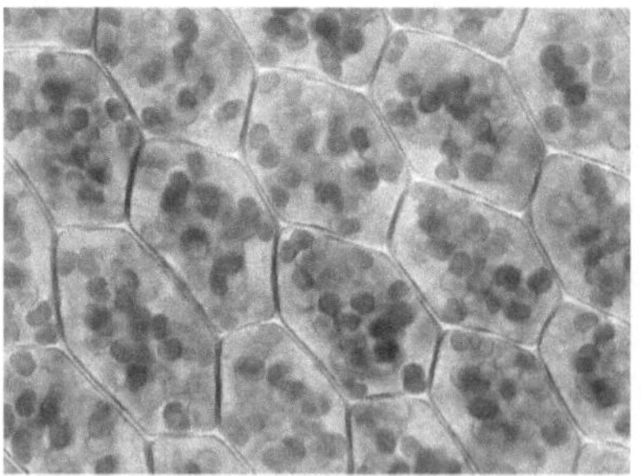

Phytochemikalien [i39]

Curcuma longa

Een tropische plant uit de familie van de gemberplanten met grote langwerpige bladeren en gele bloemen, waarvan het rhizoom intens geel-oranje gekleurd is.

Echinacea purpurea

Een meerjarige plant uit Noord-Amerika die tot 150 cm hoog kan worden en kenmerkende violet-roze bloemen met stekelige bloemhoofdjes heeft.

Fytochemicaliën

Biologisch actieve plantaardige stoffen die niet tot de belangrijkste voedingsstoffen behoren, maar belangrijke beschermende en signaalfuncties in het organisme kunnen vervullen.

Glycyrrhiza glabra

Een tot 2 meter hoge vaste plant met geveerde bladeren en blauwe tot paarse bloemen, waarvan de wortels ongeveer 50 keer zoeter smaken dan suiker.

Moringa oleifera

Een snelgroeiende boom uit de familie van de moringabomen, die tot 12 meter hoog kan worden en driemaal geveerde bladeren heeft.

Origanum vulgare

Een aromatische lipbloemige plant met een houtachtige stengel, die wild voorkomt in Europa en Azië en roze tot paarse bloemen draagt.

2. 1. 4. Wondgenezende kruiden

e wondgenezing bij paarden kan effectief worden ondersteund door het gerichte gebruik van geneeskrachtige kruiden. Verschillende planten met hun specifieke werkstoffen spelen een belangrijke rol bij de regeneratie van het beschadigde weefsel en de afweer tegen infecties [s74].

Bijzonder effectief is de goudsbloem (<u>Calendula officinalis</u>) met zijn wondgenezende en ontstekingsremmende werking. Het kan als zalf of tinctuur direct op de aangetaste plekken worden aangebracht. Het is belangrijk om de wond vooraf grondig te reinigen en de behandeling regelmatig uit te voeren. Een praktische toepassing is het maken van een goudsbloemzalf: hiervoor worden goudsbloembladeren in olijfolie getrokken en vervolgens met bijenwas tot een smeerbare consistentie verwerkt [s74].

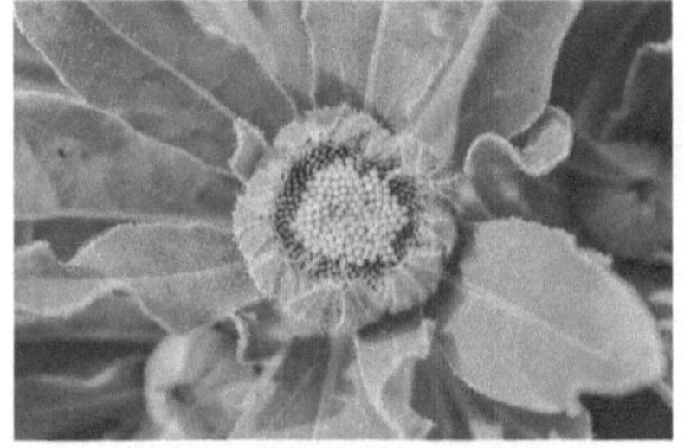

Calendula officinalis [i40]

Sint-Janskruid (<u>Hypericum perforatum</u>) vertoont opmerkelijke eigenschappen bij de wondgenezing. Zijn antibacteriële en weefselherstellende eigenschappen maken het een waardevolle hulp bij de behandeling van snijwonden, schaafwonden en postoperatieve wonden. In de praktijk heeft de toepassing als olie-extract zich bewezen, dat voorzichtig op de aangetaste plekken wordt aangebracht [s74]. Mirre, een traditioneel geneeskruid, wordt vanwege zijn <u>antifungale</u> en

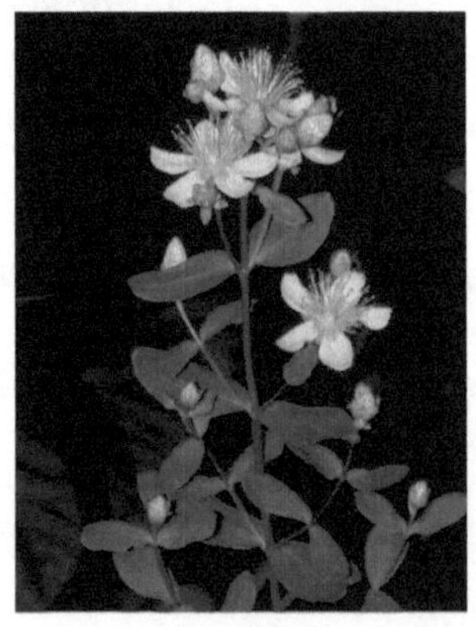

Sint-janskruid [i41]

<u>antiseptische</u> eigenschappen gebruikt in de wondbehandeling. Als verdunde tinctuur kan het worden gebruikt voor wondreiniging en -desinfectie. De toepassing moet eerst op een klein gebied worden getest om de verdraagbaarheid te waarborgen [s74].

Een veelbelovende benadering is de combinatie van verschillende geneeskrachtige planten in de vorm van wondverbanden. Wetenschappelijke studies hebben aangetoond dat speciaal ontwikkelde kruidenpreparaten de wondgenezing kunnen versnellen en het infectierisico kunnen verminderen [s75]. Een beproefde combinatie bestaat uit:
- Goudsbloem voor weefselregeneratie
- Sint-Janskruid voor de antibacteriële werking
- Kamille voor ontstekingsremming
- Duizendblad voor bloedstelping

Bij de praktische toepassing van wondgenezende kruiden moeten enkele belangrijke principes in acht worden genomen: 1. Grondige wondreiniging voor elke behandeling 2. Steriele toepassing van de preparaten 3. Regelmatige controle van het genezingsproces 4. Documentatie van de behandeling 5. Bij diepe of sterk vervuilde wonden altijd een dierenarts raadplegen

Plantago lanceolata (<u>Plantago lanceolata</u>) heeft zich bijzonder bewezen bij oppervlakkige verwondingen. Zijn genezende ingrediënten ondersteunen de natuurlijke regeneratie van de huid. In de traditionele toepassing worden de verse bladeren geplet en direct op kleine wonden gelegd [s76]. De combinatie van uitwendige behandeling met wondgenezende kruiden en de inwendige toepassing van immuniteitsversterkende planten heeft zich als bijzonder effectief bewezen. De inwendig toegepaste kruiden ondersteunen de genezingsprocessen van

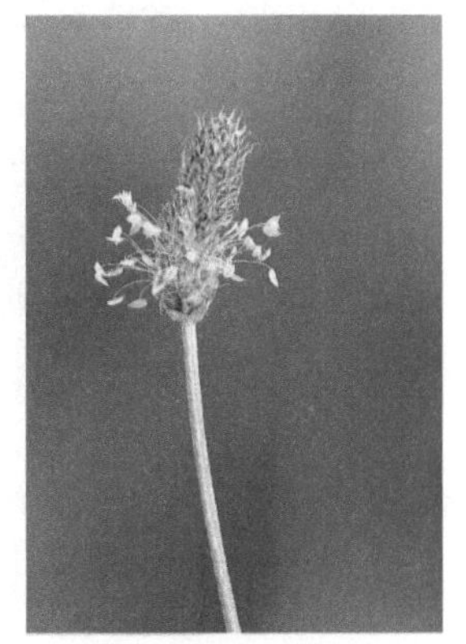

Plantago lanceolata [i42]

binnenuit, terwijl de uitwendige behandeling direct op de plaats van de verwonding werkt [s75]. Voor een succesvolle wondbehandeling met geneeskrachtige kruiden is een systematische aanpak belangrijk:

1. Fase: Wondreiniging en desinfectie
- Grondige reiniging met een verdunde kruiden tinctuur
- Verwijdering van verontreinigingen en afgestorven weefsel

2. Fase: Wondbehandeling
- Aanbrengen van de juiste kruidenpreparaten
- Bescherming van de wond tegen externe invloeden

3. Fase: Genezingsondersteuning
- Regelmatige controle van het genezingsproces
- Aanpassing van de behandeling indien nodig

Bij de toepassing van wondgenezende kruiden is het belangrijk om de natuurlijke genezingsprocessen te ondersteunen en niet te verstoren. De behandeling moet altijd met schone handen en steriele materialen worden uitgevoerd. Bij tekenen van complicaties zoals sterke zwelling, pusvorming of vertraagde genezing moet onmiddellijk een dierenarts worden geraadpleegd.

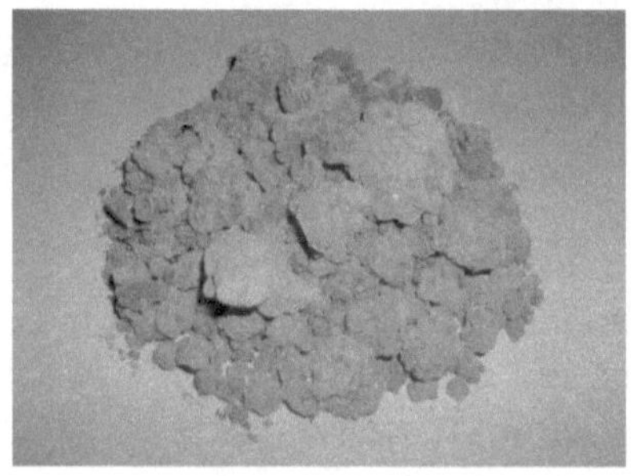

Myrrhe [i43]

Woordenlijst

antifungal
Verwijst naar de eigenschap om de groei van schimmels te remmen
of deze te doden

antiseptisch
Verwijst naar de kiemdodende of kiemremmende werking op micro-
organismen zoals bacteriën en schimmels

Calendula officinalis
Latijnse naam van de goudsbloem, die tot de familie van de
composieten behoort en oorspronkelijk uit het Middellandse
Zeegebied komt

Hypericum perforatum
Latijnse naam van het sint-janskruid, een indicator voor magere
grond die tot de familie van de Hypericaceae behoort

Plantago lanceolata
Latijnse naam van de spitzwegerich, een meerjarige kruid uit de
familie van de wegerichgewassen met karakteristieke lancetvormige
bladeren

Samenvatting - 2. 1. Kruidenleer

- Tijm bevat etherische oliën met slijmoplossende en antibacteriële eigenschappen, de dosering bedraagt 2-3g gedroogde kruiden per 100kg lichaamsgewicht.
- Wateroplosbaar curcumine vermindert aantoonbaar de productie van schadelijke zuurstofverbindingen in de luchtwegen.
- Etherische oliën kunnen gericht pathogene kiemen verminderen en tegelijkertijd de groei van nuttige darmbacteriën bevorderen.
- Alfalfa werkt als een natuurlijke buffer in het spijsverteringskanaal en moet idealiter vóór het krachtvoer worden gegeven.
- Echinacea purpurea verhoogt aantoonbaar de activiteit van immuuncellen en verbetert zowel de cellulaire als de humorale immuniteit.
- Glycyrrhiza glabra activeert macrofagen en granulocyten ter ondersteuning van de natuurlijke afweer.
- Moringa oleifera vertoont veelbelovende immuniteitsversterkende eigenschappen en heeft zich vooral bewezen tijdens de revalidatie.
- Een beproefde basismix ter versterking van het immuunsysteem bestaat uit 40% Echinacea purpurea, 30% Origanum vulgare en 30% Glycyrrhiza glabra.
- Fytochemicaliën zoals flavonoïden, saponinen en alkaloïden dragen aanzienlijk bij aan de immuniteitsversterkende werking van geneeskrachtige planten.
- Sint-janskruid vertoont antibacteriële en weefselherstellende eigenschappen bij de behandeling van snijwonden, schaafwonden en postoperatieve wonden.
- Mirre heeft een antifungale en antiseptische werking bij de wondbehandeling.

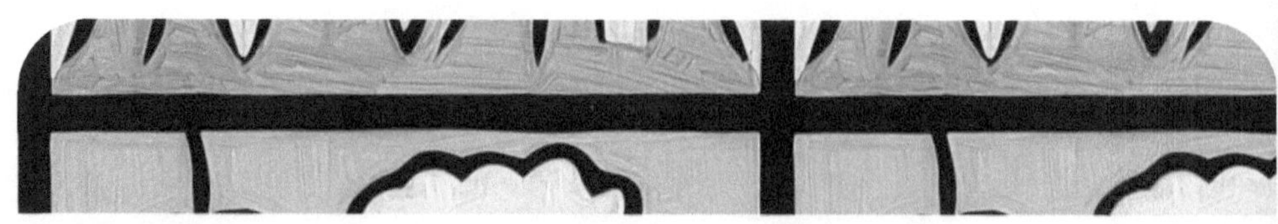

2. 2. Fysiotherapie

oe kunnen we de natuurlijke genezingsprocessen van het paardenlichaam optimaal ondersteunen? Welke rol speelt fysiotherapie als een holistische behandelingsaanpak? Deze vragen houden therapeuten, dierenartsen en paardeneigenaren bezig als het gaat om de gezondheid en revalidatie van paarden. Fysiotherapie bij paarden omvat verschillende behandelingsmethoden die gericht zijn op het bewegingsapparaat, het zenuwstelsel en de stofwisselingsprocessen. Van klassieke manuele therapie tot innovatieve tapetechnieken en gespecialiseerde massagemethoden, het biedt een breed scala aan mogelijkheden om klachten te voorkomen en te behandelen. Terwijl sommige van deze methoden zijn gebaseerd op duizenden jaren oude ervaringskennis, hebben moderne wetenschappelijke inzichten geleid tot een dieper begrip van hun werkingsmechanismen. De integratie van deze inzichten in de praktische toepassing maakt vandaag de dag een nauwkeurige en effectieve behandeling van verschillende gezondheidsproblemen bij paarden mogelijk. De volgende secties belichten de belangrijkste fysiotherapeutische technieken in detail en tonen aan hoe ze elkaar kunnen aanvullen om optimale behandelresultaten te bereiken.

„De manuele therapie bevordert niet alleen de doorbloeding en verlicht spierspanning, maar ondersteunt ook de lymfatische drainage in het paardenlichaam.“

2. 2. 1. Manuele Therapie

De manuele therapie is een centraal onderdeel van de fysiotherapeutische behandeling van paarden en omvat verschillende technieken die door geschoolde therapeuten met de handen worden uitgevoerd [s77]. Deze therapievorm is gericht op het verhelpen van bewegingsbeperkingen en het herstellen van de functionaliteit van het bewegingsapparaat. Een essentieel aspect van de manuele therapie is de massage, die verschillende positieve effecten op het paardenlichaam heeft. Het bevordert de doorbloeding, verlicht spierspanning en ondersteunt de lymfatische drainage [s78]. Bij het uitvoeren van een massage is het belangrijk om systematisch te werk te gaan en de reacties van het paard nauwlettend te observeren. Therapeuten beginnen meestal met zachte, oppervlakkige strijkingen en verhogen geleidelijk de druk, afhankelijk van de individuele behoeften van het paard [s79]. De myofasziale ontspanning is een speciale vorm van manuele therapie. Hierbij wordt gerichte druk uitgeoefend op het bindweefsel (fascia) om verklevingen op te lossen en de beweeglijkheid te verbeteren [s78]. Deze techniek vereist bijzonder gevoel, omdat de behandeling voor het paard soms ongemakkelijk kan zijn. Ervaren therapeuten passen de intensiteit continu aan de reacties van het paard aan [s80]. Een ander belangrijk onderdeel zijn gerichte rek oefeningen. Deze helpen om de normale spierlengte te herstellen en stijfheid te voorkomen [s78]. De rekken moeten altijd langzaam en gecontroleerd worden uitgevoerd. Een praktisch voorbeeld is het voorzichtig voorbrengen van een voorbeen, waarbij het been ongeveer 30 seconden in de positie wordt gehouden om een effectieve rek van de achterste schoudermusculatuur te bereiken. De gewrichtsmobilisatie is een andere centrale techniek van de manuele therapie [s81]. Hierbij worden passieve bewegingen van de gewrichten uitgevoerd om hun beweeglijkheid te verbeteren en de gewrichtssmering te optimaliseren [s78]. Deze techniek vereist gedegen anatomische kennis en mag uitsluitend door opgeleide professionals worden uitgevoerd. De NeuroSomatische therapie is een integratieve benadering waarbij structurele en biomechanische patronen worden geanalyseerd en gecorrigeerd [s82]. Deze therapievorm is bijzonder effectief bij chronische klachten en houdt rekening met de complexe interactie tussen spieren, pezen en banden. Moderne fysiotherapiecentra combineren manuele therapie vaak met technologische hulpmiddelen zoals video-bewegingsanalyses [s83]. Dit maakt een nauwkeurige documentatie van de behandelingsvoortgang mogelijk en een continue aanpassing van de therapie. Voor het langdurige succes van de behandeling is nazorg van groot belang. Therapeuten ontwikkelen vaak individuele oefenprogramma's die paardeneigenaren tussen de behandelingen door kunnen uitvoeren [s79]. Deze kunnen bijvoorbeeld bestaan uit eenvoudige rek oefeningen of gecontroleerde bewegingspatronen. De effectiviteit van de manuele therapie is gebaseerd op verschillende fysiologische mechanismen. Naast de directe mechanische effecten op weefsels en gewrichten zijn ook invloeden op hormoonspiegels, parasympathische activiteit en doorbloeding aangetoond [s77]. Dit verklaart de holistische werking van de behandeling op het organisme. Een professionele therapeut past de behandeling altijd individueel aan het betreffende paard aan, waarbij factoren zoals leeftijd, conditie en eventuele voorgeschiedenis in overweging worden genomen [s79]. De duur en intensiteit van de behandeling worden aangepast aan de reacties van het paard om optimale resultaten te behalen.

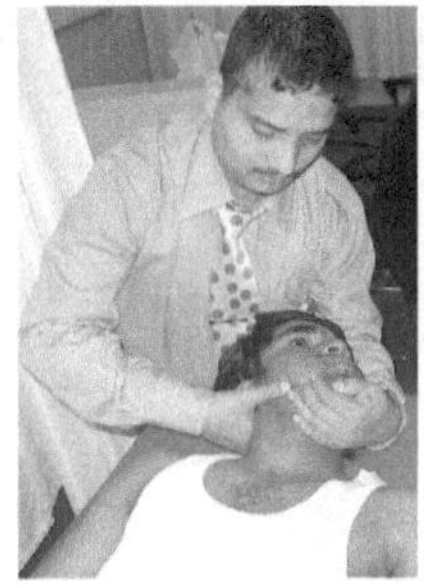

Gewrichtsmobilisatie [i44]

Woordenlijst

myofasiaal
Verwijst naar de behandeling van spieren en hun omringende
bindweefslagen. De therapie is gebaseerd op de ontdekking dat deze
weefsellagen een samenhangend netwerk in het hele lichaam
vormen.

NeuroSomatische therapie
Een holistische behandelmethode die de verbinding tussen het
zenuwstelsel en de lichaamstructuren benut. Het werd in de jaren
'80 ontwikkeld en combineert elementen uit verschillende manuele
therapiebenaderingen.

parasympathisch
Deel van het autonome zenuwstelsel dat verantwoordelijk is voor de
ontspanning en regeneratie van het lichaam. Wordt ook wel de
'rustzenuw' genoemd en bevordert de spijsvertering en ontspanning.

2. 2. 2. Kinesiologisch Taping

Kinesiologisch tapen heeft zich gevestigd als een innovatieve en effectieve behandelmethode in de paardengezondheid. Deze techniek, die oorspronkelijk uit de humane geneeskunde komt, maakt gebruik van elastische tape-strips die speciaal zijn ontwikkeld voor therapeutisch gebruik [s84]. De bijzonderheid ligt in de samenstelling van het materiaal, dat in dikte en rekbaarheid lijkt op de oppervlakkige huidlaag en daardoor optimaal met het weefsel kan interageren. Bij paarden vindt kinesiologisch tapen een breed toepassingsgebied. Het wordt succesvol toegepast bij pees- en bandproblemen, gewrichtsdysfuncties en ter behandeling van zwellingen en spinale afwijkingen [s85]. Een praktisch voorbeeld is de behandeling van een merrie met rugproblemen: Door het gerichte aanbrengen van tape-strips langs de rugspieren kon niet alleen de beweeglijkheid worden verbeterd, maar ook een duidelijk positievere gemoedstoestand van het paard worden bereikt. De werking van kinesiologisch tapen is gebaseerd op verschillende mechanismen. Door de elastische eigenschappen van het materiaal ontstaat een zachte lift-effect van de huid, die de onderliggende weefsellaag beïnvloedt [s84]. Deze mikromanipulatie leidt tot een verbeterde doorbloeding en ondersteunt de lymfeafvoer, wat vooral voordelig is bij zwellingen en oedeem. Bijvoorbeeld, bij een paard met een gewrichtszwelling kan de tape in een speciale lymfetechniek worden aangebracht, waardoor het genezingsproces actief wordt ondersteund. Een ander belangrijk aspect is de <u>proprioceptieve</u> werking van het tapen. Door de constante zachte stimulatie van de huidreceptoren wordt het lichaamsbewustzijn van het paard verbeterd [s85]. Dit is bijzonder waardevol bij het corrigeren van houdingsfouten of ter ondersteuning van de revalidatie na blessures. Zo kan bijvoorbeeld bij een paard met schouderproblemen door gerichte taping de spieractivatie worden geoptimaliseerd en het bewegingspatroon positief worden beïnvloed. De toepassing van kinesiologisch tapen vereist grondige kennis en praktische ervaring. Therapeuten moeten niet alleen de verschillende tapetechnieken beheersen, maar ook een diepgaand begrip van de paardenanatomie en biomechanica hebben [s86]. In speciale opleidingen leren ze de juiste aanbreng van de tapes, de selectie van de geschikte technieken en de beoordeling van de individuele situatie van het paard. Bijzonder te benadrukken is de veelzijdigheid van kinesiologisch tapen. Het kan zowel in de acute fase van een blessure als bij chronische problemen worden toegepast [s84]. De methode kan bovendien uitstekend worden gecombineerd met andere fysiotherapeutische technieken. Een praktisch voorbeeld is de combinatie van manuele therapeutische technieken met ondersteunend tapen, waardoor de behandelingssuccessen vaak langer aanhouden. De toepassing gebeurt altijd volgens een systematische aanpak: Eerst wordt een grondige analyse van de problematiek uitgevoerd, vervolgens wordt de passende tapetechniek geselecteerd en de tape wordt aangebracht met inachtneming van de individuele anatomie en bewegingspatronen van het paard [s87]. De werking moet continu worden gemonitord om indien nodig aanpassingen te kunnen doen. Een ander voordeel van kinesiologisch tapen is de mogelijkheid van verlengde therapeutische werking tussen de behandelingssessies door [s84]. De tape kan, afhankelijk van de toepassing en huidverdraagzaamheid, meerdere dagen op het paard blijven en ondersteunt in deze tijd continu het genezingsproces. Dit is bijzonder waardevol bij de behandeling van chronische klachten of in de revalidatiefase na blessures.

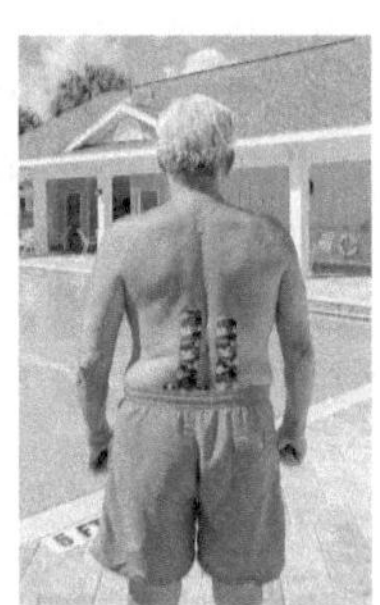

kinesiotaping [i45]

Woordenlijst

proprioceptief
Verwijst naar de eigen waarneming van het lichaam in de ruimte door speciale zintuigcellen in spieren, pezen en gewrichten. Deze waarneming is belangrijk voor balans en coördinatie.

2. 2. 3. Massagetechnieken

De massagetherapie bij het paard omvat verschillende gespecialiseerde technieken die gericht worden ingezet om de gezondheid en prestaties van het dier te bevorderen [s88]. In tegenstelling tot oppervlakkige aaien gaat het om systematische behandelingsmethoden die gedegen anatomische kennis vereisen.

Een centrale techniek is <u>Shiatsu</u>, een massagevorm afkomstig uit Japan. Hierbij wordt gerichte druk met vingers, handen, ellebogen en zelfs knieën op specifieke punten langs de energiebanen (<u>Meridianen</u>) uitgeoefend [s88]. Een ervaren therapeut kan bijvoorbeeld bij een paard met gespannen rugspieren door systematisch te werken langs de blaasmeridianen blokkades opheffen. De behandeling begint altijd zacht en wordt in intensiteit aangepast aan de reacties van het paard.

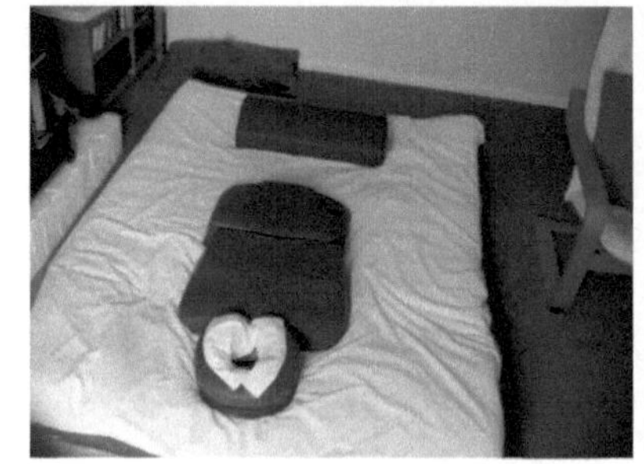

Shiatsu [i46]

De <u>Acupressuur</u> is een andere belangrijke massagetechniek waarbij met de vingertoppen druk op bepaalde lichaamspunten wordt uitgeoefend [s88] [s89]. Deze punten komen overeen met de acupunctuurpunten die bekend zijn uit de traditionele Chinese geneeskunde. Een praktisch voorbeeld is de behandeling van het "Blaas 60"-punt op het achterbeen om spanningen in de lendenmusculatuur te verlichten. De therapeut oefent daarbij gedurende ongeveer 30-60 seconden zachte, cirkelvormige druk uit. Bij jonge paarden heeft een combinatie van verschillende massagetechnieken zich als voordelig bewezen [s90]. Vooral tijdens de groeifasen kunnen regelmatige behandelingen helpen om eenzijdige belasting te compenseren en een beter lichaamsbewustzijn te ontwikkelen. Een typisch behandelingsprotocol zou bijvoorbeeld kunnen bestaan uit een 15 minuten durende Shiatsumassage, gevolgd door gerichte acupressuur op relevante punten. De therapeutische werking van de massages is gebaseerd op verschillende fysiologische mechanismen [s91]. Naast de directe mechanische invloed op het weefsel worden ook energetische aspecten in overweging genomen. De behandeling is gericht op het opheffen van blokkades en het harmoniseren van de energiestroom in het lichaam. Dit kan een positieve invloed hebben op de bewegingskwaliteit en het algemene welzijn van het paard. Voor een duurzaam behandelingssucces is de juiste frequentie en intensiteit van de massages cruciaal [s88]. Bij acute problemen kunnen meerdere behandelingen per week zinvol zijn, terwijl voor preventie vaak maandelijkse sessies voldoende zijn. Een individueel behandelingsplan houdt rekening met factoren zoals leeftijd, gebruikstype en eventuele voorgeschiedenis van het paard. De integratie van massagetechnieken in een holistisch therapieconcept heeft zich als bijzonder effectief bewezen [s90]. Hierbij worden de massages gecombineerd met gerichte conditioneringsoefeningen. Een voorbeeld zou de massage van de schouderspieren zijn vóór het oefenen van rek- en strekoefeningen om de beweeglijkheid te optimaliseren. De effectiviteit van de behandeling kan worden gecontroleerd door regelmatige documentatie van de voortgang. Therapeuten letten daarbij vooral op veranderingen in spierspanning, bewegingskwaliteit en het algemene gedrag van het paard. Deze observaties worden meegenomen in de verdere behandelingsplanning en maken een continue optimalisatie van de therapie mogelijk.

Woordenlijst

Acupressuur

Een geneesmethode waarbij door vingerdruk op bepaalde lichaamspunten klachten kunnen worden verlicht, gebaseerd op hetzelfde principe als acupunctuur, maar zonder naalden

Meridiaan

Onzichtbare energieleidingen in het lichaam die volgens de traditionele oosterse geneeskunde de levensenergie transporteren en een netwerk van meer dan 360 punten verbinden

Shiatsu

Een holistische behandelmethode uit de traditionele Japanse geneeskunde, gebaseerd op de theorie van levensenergie 'Ki', die door zachte tot diepe druk de zelfhelende krachten activeert

Samenvatting - 2. 2. Fysiotherapie

- Manuele therapie combineert massage, myofasciale ontspanning en gewrichtsmobilisatie om de functionaliteit van het bewegingsapparaat te herstellen.
De NeuroSomatische therapie analyseert en corrigeert structurele en biomechanische patronen bij chronische klachten.
Moderne fysiotherapiecentra maken gebruik van video-bewegingsanalyses voor een nauwkeurige documentatie van de behandelvoortgang.
Manuele therapie beïnvloedt aantoonbaar hormoonspiegels, parasympathische activiteit en doorbloeding.
Kinesiologisch tapen maakt gebruik van elastische strips die lijken op de dikte en rekbaarheid van de huidlaag.
De mikromanipulatie door tapen verbetert de doorbloeding en lymfeafvoer door een hef-effect van de huid.
De proprioceptieve werking van het tapen optimaliseert het lichaamsbewustzijn door constante stimulatie van de huidreceptoren.
Shiatsu-massage werkt systematisch langs de meridianen met druk door vingers, handen, ellebogen en knieën.
Acupressuur behandelt specifieke punten zoals "Blazen 60" voor gerichte verlichting van spanningen.
De integratie van massagetechnieken met conditioneringsoefeningen toont bijzondere therapeutische effectiviteit.

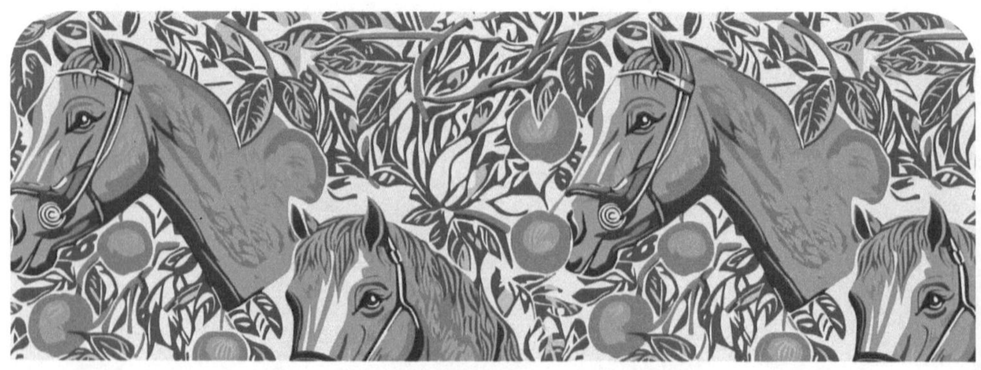

2. 3. Alternatieve therapieën

e zoektocht naar effectieve en verdraagzame therapievormen voor paarden houdt zowel dierenartsen als paardeneigenaren bezig. Terwijl de klassieke geneeskunde onmisbare behandelingsmethoden biedt, groeit de interesse in aanvullende therapieën gestaag. Maar welke alternatieve behandelingsmethoden hebben zich in de paardengeneeskunde gevestigd? Hoe kan hun effectiviteit wetenschappelijk worden ingeschat? En welke rol kunnen ze spelen in het totale concept van paardengezondheid? De volgende secties belichten vier belangrijke alternatieve therapievormen - acupunctuur, osteopathie, homeopathie en Bachbloesemtherapie. Elke methode is gebaseerd op eigen theoretische grondslagen en praktische ervaringen. Een objectieve beschouwing van hun mogelijkheden en beperkingen helpt paardeneigenaren en therapeuten om weloverwogen beslissingen te nemen voor het welzijn van hun dieren.

„Acupunctuur bevordert aantoonbaar de afgifte van mesenchymale stamcellen in de bloedsomloop, die op hun beurt ontstekingsremmende eiwitten en lichaamseigen opioïden produceren."

2. 3. 1. Acupunctuur

Acupunctuur, een duizenden jaren oude geneesmethode uit China, wint in de moderne paardgeneeskunde steeds meer aan betekenis [s92]. Als onderdeel van de Traditionele Chinese Veterinaire Geneeskunde (TCVM) is het gebaseerd op het concept van Qi - de lichaamsenergie - en heeft als doel een harmonisch evenwicht in het organisme te creëren [s93]. Bij de praktische uitvoering worden zeer fijne naalden op specifieke lichaamspunten geplaatst. Deze acupunctuurpunten kenmerken zich door een bijzonder hoge concentratie van vrije zenuwuiteinden, Arteriolen, Mastcellen en lymfatische vaten [s93]. Wetenschappelijke onderzoeken hebben aangetoond dat de stimulatie van deze punten leidt tot een verhoogde afgifte van Endorfines, ontstekingsremmende stoffen en hormonen [s94]. Een bijzonder innovatieve benadering is elektroacupunctuur, waarbij bovendien een zwakke elektrische stroom tussen twee naalden wordt aangelegd [s92]. Deze moderne variant bevordert aantoonbaar de afgifte van mesenchymale stamcellen (MSCs) in de bloedsomloop, die op hun beurt ontstekingsremmende eiwitten en lichaamseigen opioïden produceren [s95]. Het toepassingsgebied van acupunctuur bij paarden is opmerkelijk breed. In de voortplantingsgeneeskunde wordt het succesvol toegepast bij problemen zoals Anöstrus, baarmoederinfecties of verminderde libido bij hengsten [s96]. Bij de behandeling van luchtwegaandoeningen, waaronder astma, toont acupunctuur veelbelovende resultaten [s97]. Het heeft zich bijzonder bewezen bij musculoskeletale klachten zoals nekstijfheid, rugpijn en artritische veranderingen [s92]. Een typische behandelsessie duurt ongeveer een uur, waarbij de meeste paarden de procedure goed verdragen en zich tijdens de behandeling ontspannen. In sommige gevallen kan een lichte sedatie nuttig zijn [s92]. Voor het behandelingssucces zijn doorgaans minimaal drie sessies vereist [s92]. Een ervaren therapeut zal voor de behandeling een grondig myofasciaal onderzoek uitvoeren en mogelijke Triggerpunten identificeren [s92]. Praktische ervaringen tonen aan dat acupunctuur bijzonder effectief is wanneer het als aanvullende therapie bij de conventionele behandeling wordt ingezet [s98]. Zo kan het bijvoorbeeld de genezingstijd van peesblessures verkorten of de effectiviteit van klassieke pijntherapieën versterken [s93]. Bij chronische aandoeningen zoals artrose melden veel paardeneigenaren een duidelijke verbetering van de beweeglijkheid van hun dieren en een vermindering van de benodigde pijnmedicatie. Een belangrijk aspect van TCVM is de individuele beschouwing van elk paard. Volgens dit concept heeft elk dier een specifieke, met de vijf elementen verbonden persoonlijkheid, die bij de behandelingsplanning in overweging moet worden genomen [s93]. De therapeut stelt op basis daarvan een op maat gemaakt behandelplan op, dat verschillende technieken zoals klassieke naaldbehandeling, elektroacupunctuur, Aquapunctuur of de massage van acupunctuurpunten kan omvatten [s93]. Voor paardeneigenaren is het belangrijk te begrijpen dat acupunctuur geen wondertherapie is en niet als enige behandelmethode moet worden gebruikt [s97]. Integendeel, het komt het beste tot zijn recht als onderdeel van een holistisch therapieconcept dat zowel traditionele als moderne behandelingsmethoden omvat [s98]. Het toenemende aantal gespecialiseerde centra en gekwalificeerde therapeuten [s99] maakt deze waardevolle therapievorm tegenwoordig toegankelijk voor veel paardeneigenaren.

Woordenlijst

Anöstrus
Een fase van seksuele inactiviteit bij merries, waarin geen
hengstgedrag optreedt

Aquapunctuur
Een variant van acupunctuur waarbij vloeistoffen in
acupunctuurpunten worden geïnjecteerd

Arteriole
Kleine arteriën met een diameter van 0,04 tot 0,1 millimeter, die de
bloedstroom in de weefsels reguleren

Endorfine
Lichaamseigen pijnstillers, die ook bekend staan als
'gelukshormonen' en het welzijn verhogen

Mastcel
Speciale immuuncellen die belangrijke boodschappers opslaan en
indien nodig kunnen vrijgeven

Mesenchymale stamcel
Bijzondere cellen in het lichaam die zich kunnen ontwikkelen tot
verschillende weefseltypen zoals bot, kraakbeen of spierweefsel

Myofasciaal
Verwijst naar de verbinding tussen spieren en het omringende
bindweefsel

Qi
Een fundamentele levensenergie volgens de Chinese opvatting, die
door onzichtbare leidingen (meridianen) in het lichaam stroomt en
de functies ervan reguleert

Triggerpunt
Pijnlijke knopen in de spieren die bij aanraking uitstralende pijn
kunnen veroorzaken

2. 3. 2. Osteopathie

De Osteopathie is een holistische manuele therapievorm die het lichaam als een functionele eenheid beschouwt en vertrouwt op natuurlijke genezingsprocessen [s100]. Bij paarden heeft deze behandelmethode zich als bijzonder waardevol bewezen, omdat het zonder invasieve ingrepen of extra medicijnen kan [s101]. De basisprincipes van de osteopathische behandeling zijn gebaseerd op de veronderstelling dat alle lichaamssystemen in een nauwe wisselwerking met elkaar staan. De therapeut gebruikt zijn geschoolde handen om functiestoornissen in het bewegingsapparaat, de inwendige organen en het zenuwstelsel te voelen en te behandelen. Hierbij worden zachte technieken toegepast die de zelfhelende krachten van het lichaam activeren. Een essentieel aspect van de paardenosteopathie is het uitgebreide eerste

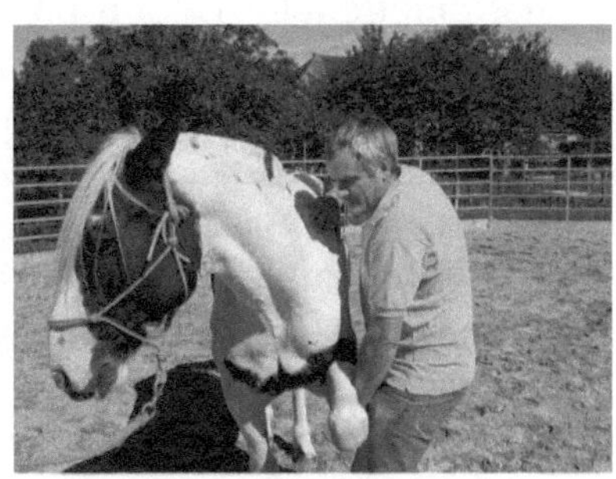

Osteopathie [i47]

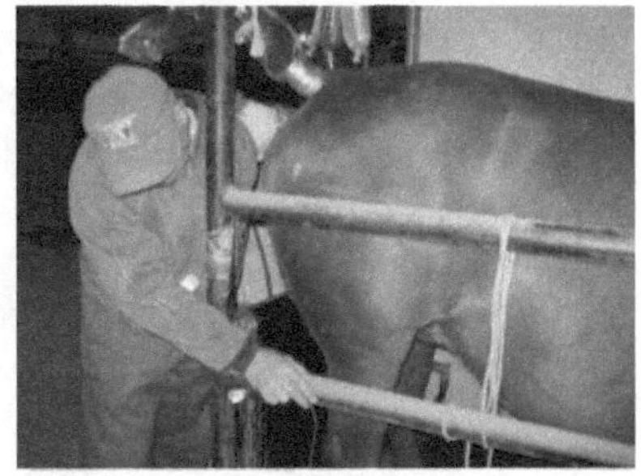

Palpatie [i48]

onderzoek. De therapeut observeert eerst het paard in rust en beweging om asymmetrieën of bewegingsbeperkingen te herkennen. Vervolgens vindt er een systematische palpatie van het gehele lichaam plaats. De reactie van het paard op bepaalde aanrakingen is bijzonder onthullend - een wegduwen of uitwijken kan wijzen op pijnlijke gebieden. De behandeling zelf omvat verschillende technieken zoals zachte mobilisaties, ritmische bewegingen en specifieke impuls-technieken. Een ervaren osteopaat zal bijvoorbeeld bij een paard met rugproblemen niet alleen de duidelijk pijnlijke regio behandelen, maar ook naar mogelijke oorzaken in andere lichaamsgebieden zoeken. Zo kunnen bijvoorbeeld afwijkingen in het bekkengebied leiden tot spanningen in de rug. Wetenschappelijke studies bevestigen de positieve effecten van de osteopathische behandeling. Zo is aangetoond dat de therapie de mechanische nociceptieve drempel bij paarden met en zonder rugpijn kan verhogen [s101]. Dit betekent praktisch een verbeterde pijntolerantie en verhoogde beweeglijkheid. De voordelen van de osteopathische behandeling zijn veelzijdig. Naast de verbetering van de algemene gezondheidstoestand en het emotionele welzijn profiteren behandelde paarden van een verbeterde gewrichtsmobiliteit en geoptimaliseerd herstel na blessures [s102]. Vooral interessant voor sportpaarden is de mogelijkheid om door regelmatige osteopathische behandelingen de prestaties te verhogen en het risico op blessures te minimaliseren. Een belangrijk aspect van de moderne paardenosteopathie is de integratie van de Cranial-Osteopathie [s102]. Deze subtiele vorm van behandeling houdt zich bezig met de fijne bewegingen van de schedelbeenderen en hun invloed op het gehele systeem. Vooral bij hoofdschuwheid of na tandbehandelingen kan deze speciale techniek zeer nuttig zijn. Voor een succesvolle behandeling is de samenwerking tussen osteopaat, dierenarts en paardenbezitter essentieel. De eigenaar moet na de behandeling enkele basisgedragsregels in acht nemen: Het paard mag 24-48 uur geen intensieve arbeid verrichten, maar lichte beweging is bevorderlijk. Ook moet er op zachte ondergrond worden gewerkt om het lichaam de kans te geven zich opnieuw te organiseren. De in 2013 opgerichte beroepsorganisatie voor paardenosteopaten draagt bij aan de voortdurende ontwikkeling van deze therapievorm door middel van onderzoek en bijscholing [s100]. Dit waarborgt hoge kwaliteitsnormen en een continue verbetering van de behandelmethode. Voor paardenbezitters is het belangrijk te weten dat osteopathie zowel preventief als therapeutisch kan worden ingezet. Regelmatige controles kunnen helpen om problemen vroegtijdig te herkennen en te behandelen, voordat ze zich manifesteren. Bij acute klachten is het raadzaam eerst een veterinaire beoordeling te laten plaatsvinden, voordat de osteopathische behandeling als aanvullende therapie wordt ingezet.

2. 3. 3. Homeopathie

e <u>Homeopathie</u> als complementaire therapievorm in de paardgeneeskunde wordt controversieel besproken. Terwijl sommige therapeuten en paardeneigenaren positieve ervaringen rapporteren, waarschuwen veterinaire organisaties zoals het Royal College of Veterinary Surgeons en de British Veterinary Association voor voorzichtigheid bij het gebruik [s103]. Een centraal principe van de homeopathische behandeling is de individuele therapie. Hierbij worden niet primair de ziekteverschijnselen, maar het gehele voorkomen van het paard - inclusief gedragingen, voorkeuren en afkeuren - in de middelkeuze betrokken [s104]. Deze holistische benadering kan bijzonder belangrijk zijn bij de behandeling van gedragsstoornissen. Interessante resultaten toont een studie naar de behandeling van stereotypische gedragingen bij paarden. Hier werden specifieke homeopathische middelen geselecteerd op basis van de individuele <u>constitutie</u> en het betreffende gedragsprobleem. Het dagelijkse gebruik leidde tot meetbare verbeteringen in het gedrag van de dieren [s105]. Bij de praktische uitvoering is het belangrijk dat paardeneigenaren de middelen regelmatig en volgens een vastgesteld schema toedienen. De documentatie van gedragsveranderingen in een therapiedagboek kan daarbij zeer nuttig zijn. Een opmerkelijk geval beschrijft de succesvolle behandeling van een paard met therapieresistente wondgenezing. Na een onsuccesvolle conventionele behandeling van een diepe beenwond leidde de alternatieve therapie binnen vijf weken tot volledige genezing. De follow-up over een jaar toonde geen terugvallen [s106]. Dergelijke casusrapporten kunnen belangrijke aanwijzingen voor verder onderzoek bieden, maar vervangen geen systematische studies. De wetenschappelijke evaluatie van homeopathie in de veterinaire geneeskunde is moeilijk. Talrijke gerandomiseerde gecontroleerde studies hebben tot nu toe geen effect kunnen aantonen dat verder gaat dan het placebo-effect [s103]. Dit leidt tot de aanbeveling om homeopathische behandelingen uitsluitend aanvullend op evidence-based therapieën toe te passen en niet als enige behandelmethode [s103]. Voor paardeneigenaren en therapeuten is het belangrijk te weten dat het gebruik van homeopathische middelen de veterinaire behandeling niet mag vervangen, maar alleen aanvullen. Bij acute of ernstige aandoeningen moet altijd eerst een veterinaire diagnose worden gesteld. De beslissing voor of tegen een aanvullende homeopathische behandeling moet in overleg met de behandelende dierenarts worden genomen. Een groeiende database van klinische studies en casusrapporten over veterinaire homeopathie dient als bron voor verder onderzoek [s107]. Gezien de wereldwijde uitdagingen zoals de toenemende antibioticumresistentie is er een dringende behoefte aan hoogwaardige wetenschappelijke onderzoeken om de rol van homeopathie in de moderne paardgeneeskunde beter te begrijpen [s106]. Voor de praktische toepassing is een gestructureerde aanpak aan te raden: Eerst moet een grondige anamnese worden uitgevoerd, die naast de huidige klachten ook het temperament van het paard, zijn levensgewoonten en eerdere ziekten in kaart brengt. De keuze van de middelen gebeurt dan volgens het gelijkheidsprincipe door een gekwalificeerde therapeut. De behandeling vereist geduld, maar kan bij consequente uitvoering tot positieve resultaten leiden [s105].

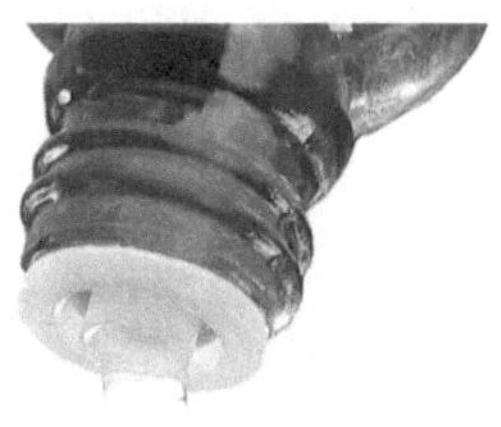

Homeopathie [i49]

Woordenlijst

Anamnese

De systematische ondervraging over de voorgeschiedenis van een
ziekte, inclusief alle relevante gezondheidsgebeurtenissen en
levensomstandigheden

Constitutie

De totaliteit van de lichamelijke en geestelijke eigenschappen van
een levend wezen, die zijn individuele samenstelling en weerstand
bepalen

Homeopathie

Een door Samuel Hahnemann ontwikkelde alternatieve
geneesmethode, die gebaseerd is op het principe 'het gelijke wordt
door het gelijke genezen' en werkt met sterk verdunde werkstoffen

2. 3. 4. Bachbloesems

Bachbloesems, ontwikkeld in de jaren 1930 door Dr. Bach, vormen een zachte vorm van alternatieve therapie die zich vooral richt op de emotionele gezondheid van paarden [s108]. Het systeem is gebaseerd op 38 verschillende bloesemextracten, die uit specifieke planten, bomen en in sommige gevallen mineralen worden gewonnen [s109]. Deze volledig niet-giftige extracten kunnen op natuurlijke wijze het emotionele en fysieke evenwicht van het paard ondersteunen. De basisgedachte van deze therapievorm is de holistische benadering, dat lichamelijke aandoeningen een emotionele component hebben en daarom holistisch behandeld moeten worden [s110]. Dit maakt Bachbloesems tot een waardevolle aanvullende therapieoptie, vooral bij gedrags- en emotionele problemen.

Het toepassingsgebied bij paarden is opmerkelijk breed. Bachbloesems hebben zich vooral bewezen bij:
- Overmatig groominggedrag
- Dominantieproblemen in de kudde
- Scheidingsangsten
- Schoktoestanden
- Herstelperiodes na operaties [s110]

De praktische toepassing is eenvoudig. De extracten kunnen direct op de tong of het tandvlees van het paard worden gegeven of aan het drinkwater worden toegevoegd. De aanbevolen dosering ligt tussen de twee en vier toepassingen per dag [s109]. Bij gebruik in het drinkwater worden ongeveer 10 druppels per watercontainer aanbevolen, waarbij het risico op overdosering als zeer laag wordt ingeschat [s111]. Een bijzonderheid van de Bachbloesemtherapie is de mogelijkheid van individuele samenstelling. Elk van de 38 bloesemextracten richt zich op een specifieke emotionele toestand [s108]. Een ervaren therapeut zal na een grondige analyse van het karakter van het paard en de aanwezige problematiek een op maat gemaakte combinatie van verschillende extracten samenstellen. De Rescue-mix, een speciale combinatie van vijf bloesemextracten, heeft zich vooral bewezen in acute stresssituaties. Het helpt om de emotionele balans te herstellen en kan bijvoorbeeld voor wedstrijden of transporten worden gebruikt [s109]. Eerste effecten zijn meestal na een tot twee weken regelmatig gebruik zichtbaar

[s109]. Voor duurzame resultaten wordt een behandelingsduur van minimaal drie maanden aanbevolen [s112]. De therapie kan probleemloos met andere behandelingsvormen worden gecombineerd [s113], wat het tot een waardevolle aanvulling op de conventionele veterinaire geneeskunde maakt. Bijzonder interessant is het gebruik van Bachbloesems in de preventieve gezondheidszorg. Ze kunnen helpen om emotionele onevenwichtigheden vroegtijdig te corrigeren, voordat deze zich in lichamelijke symptomen manifesteren. Dit maakt ze tot een waardevol hulpmiddel in het holistische gezondheidsmanagement van paarden. De toenemende acceptatie van deze therapievorm blijkt ook uit het feit dat steeds meer dierenklinieken en dierenbeschermingsorganisaties Bachbloesems als een zachte alternatieve ondersteuning voor dieren met emotionele problemen inzetten [s113]. Daarbij wordt vooral gewaardeerd dat de natuurlijke persoonlijkheid van het paard behouden blijft en alleen ongewenste gedragingen worden geharmoniseerd.

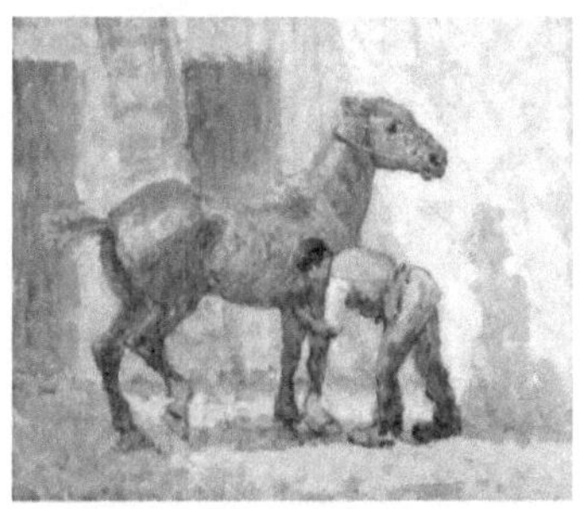

verzorgingsgedrag [i50]

Woordenlijst

Grooming-gedrag
Natuurlijk verzorgingsgedrag bij paarden, waarbij ze elkaar of
zichzelf poetsen en krabben. Dient voor de vachtverzorging en
sociale binding.

holistisch
Benadering die alle aspecten van een systeem als geheel beschouwt,
in plaats van ze afzonderlijk te analyseren.

Samenvatting - 2.3. Alternatieve therapieën

- Acupunctuur leidt aantoonbaar tot de vrijlating van mesenchymale stamcellen en endogene opioïden.
- Elektro-acupunctuur versterkt de therapeutische werking door zwakke elektrische stromen tussen de naalden.
- Acupunctuurpunten vertonen een hoge concentratie van arteriolen, mestcellen en lymfatische vaten.
- De osteopathische behandeling verhoogt de mechanische nociceptieve drempelwaarde bij paarden met rugpijn.
- Craniale osteopathie behandelt fijne bewegingen van de schedelbeenderen en hun systemische effecten.
- Een systematische palpatie van het gehele paardenlichaam maakt de identificatie van functiestoornissen mogelijk.
- Homeopathische behandelingen toonden in studies succes bij stereotypisch gedrag, gebaseerd op de individuele constitutie.
- De documentatie van gedragsveranderingen in een therapiedagboek is essentieel voor de homeopathische behandeling.
- Bachbloesems bestaan uit 38 verschillende bloesemextracten en zijn primair gericht op de emotionele gezondheid.
- De Rescue-mix van vijf specifieke bloesemextracten wordt succesvol gebruikt bij acute stresssituaties.
- Overmatig verzorgingsgedrag kan positief worden beïnvloed door gerichte Bachbloesemtherapie.

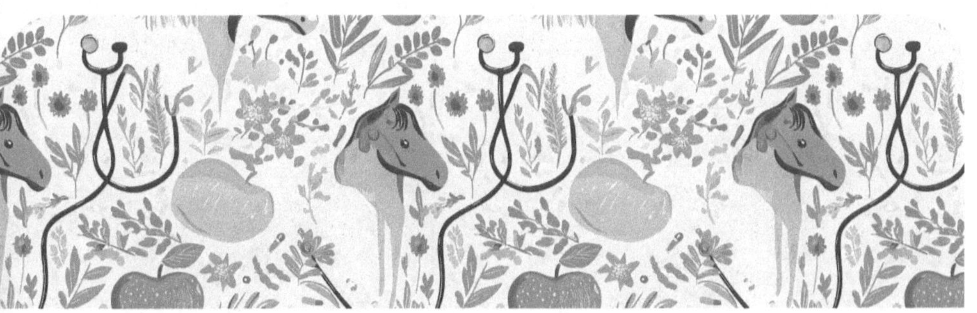

Terugblik - 2. Natuurlijke geneeswijzen

- Heilskruiden zoals tijm en eucalyptus zijn effectief bij ademhalingsziekten door hun etherische oliën.
- Wateroplosbaar curcumine vermindert aantoonbaar de productie van schadelijke zuurstofverbindingen.
- De combinatie van munt en venkel ondersteunt synergetisch de slijmoplossing.
- Paardenbloem optimaliseert de maagzuurproductie en ondersteunt de natuurlijke darmbewegingen.
- Alfalfa werkt als een natuurlijke buffer in het spijsverteringskanaal en bevordert de vezeldigestie.
- Myofasciale ontspanning lost gericht verklevingen in het bindweefsel op door gecontroleerde druk.
- Elektro-acupunctuur bevordert de afgifte van mesenchymale stamcellen in de bloedbaan.
- Craniale osteopathie behandelt de fijne bewegingen van de schedelbeenderen en hun systemische effecten.
- Homeopathische behandelingen toonden in studies meetbare verbeteringen bij stereotypisch gedrag.
- Bachbloesems ondersteunen aantoonbaar de emotionele balans, vooral in stresssituaties zoals toernooien.
- De Rescue-mix van vijf specifieke Bachbloesems helpt acuut bij het herstellen van de emotionele balans.
- Hoewel deze natuurlijke geneesmethode indrukwekkende resultaten laat zien, is een gedegen medische basiszorg toch essentieel - hoe deze eruit zou moeten zien, leest u in het volgende hoofdstuk.

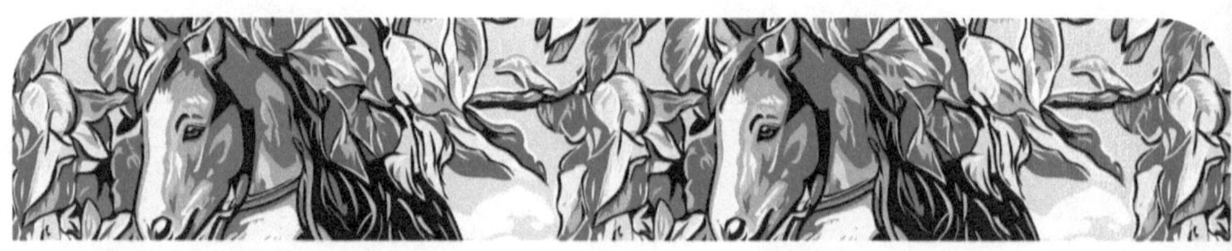

3. Medische basiszorg

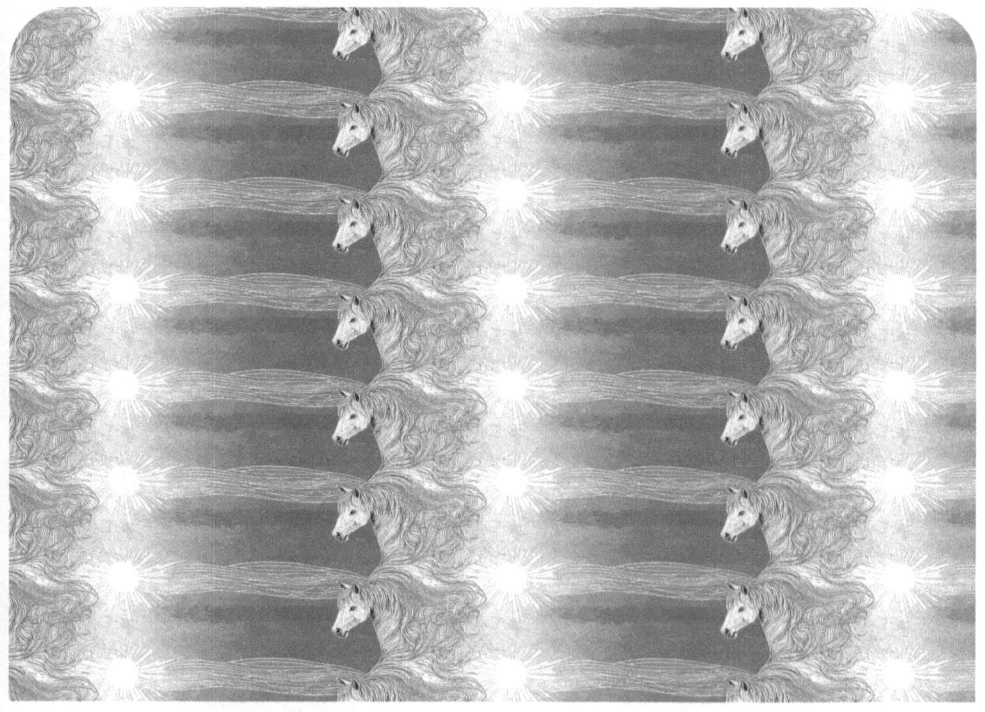

e medische basiszorg voor paarden vereist grondige kennis, zorgvuldige planning en snel handelen in noodgevallen. Maar welke materialen moeten aanwezig zijn in een goed uitgeruste stalapotheek? Hoe herkent men de eerste tekenen van koliek en welke onmiddellijke maatregelen moeten dan worden genomen? Regelmatige gezondheidszorg door vaccinaties, ontwormingen en tandcontroles vormt de basis voor een gezond paardenleven. Daarbij rijst de vraag naar de optimale frequentie van deze maatregelen en hun correcte uitvoering. Ook de dagelijkse hoefverzorging speelt een centrale rol - maar welke aspecten zijn daarbij bijzonder belangrijk? De volgende hoofdstukken bieden essentiële kennis over de medische basiszorg voor paarden en geven concrete aanbevelingen voor noodsituaties. Want alleen wie voorbereid is en de belangrijkste waarschuwingssignalen kent, kan op het beslissende moment juist reageren en zijn paard de best mogelijke zorg bieden.

3. 1. Stalapotheek

e stalapotheek vormt het hart van de medische basiszorg in de paardenstal. Maar wat hoort er echt in? Hoe organiseer je de verschillende materialen op een zinvolle manier? En welke juridische aspecten moeten in acht worden genomen bij de opslag van medicijnen? Een doordachte stalapotheek maakt niet alleen snelle eerste hulp in noodgevallen mogelijk, maar ondersteunt ook de dagelijkse gezondheidszorg van de paarden. De systematische organisatie van verbandmateriaal, medicijnen en desinfectiemiddelen speelt daarbij een centrale rol. Even belangrijk is de regelmatige controle van de voorraden en vervaldatums. De volgende secties tonen gedetailleerd hoe u uw stalapotheek professioneel kunt inrichten en duurzaam functioneel kunt houden - zodat u in geval van nood optimaal voorbereid bent.

> *„Een goed uitgeruste stalapotheek is voor elke paardenhouder onmisbaar, omdat deze de eerste hulp in noodgevallen mogelijk maakt en ondersteunt bij de dagelijkse gezondheidszorg.“*

3. 1. 1. Basisuitrusting

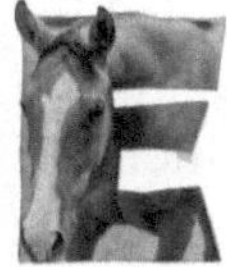 en goed uitgeruste stalapotheek is voor elke paardenhouder onmisbaar, omdat deze de eerste hulp in noodgevallen mogelijk maakt en ondersteunt bij de dagelijkse gezondheidszorg. De basisuitrusting moet zorgvuldig worden samengesteld en regelmatig worden gecontroleerd [s114]. De essentiële onderdelen omvatten in eerste instantie verbandmaterialen. Dit omvat elastische en niet-elastische verbanden in verschillende breedtes, steriele kompressen, verbandwatten en zelfklevende verbanden. Deze moeten altijd in voldoende hoeveelheid en verschillende maten op voorraad zijn. Voor de wondverzorging zijn antiseptische oplossingen onmisbaar. Het is raadzaam om zowel kleurende (bijv. jodium-gebaseerde) als niet-kleurende desinfectiemiddelen op voorraad te hebben,

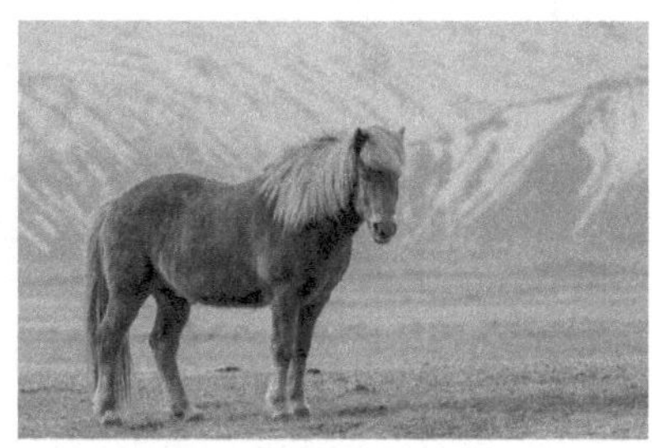

Medicijnen [i51]

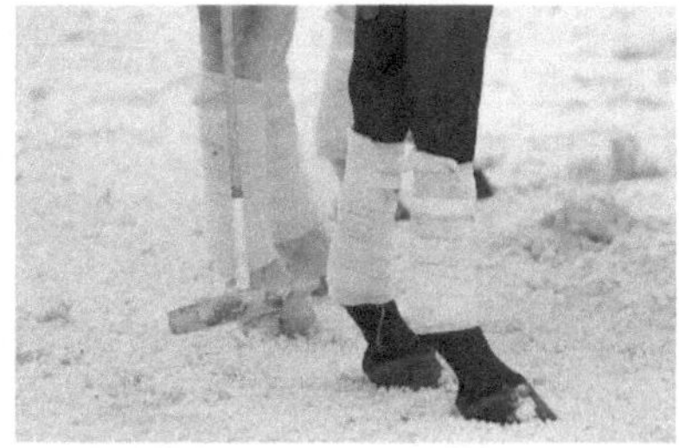

Verbandmaterialen [i52]

aangezien sommige verwondingen regelmatige wondcontroles vereisen, die door gekleurde huid bemoeilijkt kunnen worden [s114]. Een ander belangrijk aspect is de documentatie en organisatie van noodcontacten. Maak een waterdichte lijst met alle belangrijke telefoonnummers, in het bijzonder dat van uw dierenarts en nabijgelegen paardenklinieken. Deze lijst moet goed zichtbaar in de stalapotheek worden aangebracht. Vul deze aan met de adressen van de instellingen, zodat er in geval van nood geen waardevolle tijd verloren gaat met het zoeken naar deze informatie [s115]. Voor acute verwondingen is een ijscompres onmisbaar [s115]. Zorg voor zowel instant-koudecompressen als herbruikbare koelpacks. Deze moeten in verschillende maten beschikbaar zijn, zodat zowel kleinere verwondingen als grotere gebieden zoals gewrichten effectief gekoeld kunnen worden. De opslag van medicijnen vereist bijzondere zorg. Alle geneesmiddelen moeten in een afsluitbare, droge en koele kast worden bewaard. Houd een lijst bij van de aanwezige medicijnen, hun vervaldatums en toepassingsgebieden.

Controleer deze lijst maandelijks en vervang verlopen of bijna verlopen medicijnen tijdig [s114]. Voor noodsituaties is het belangrijk om een reserve aan basisvoeding beschikbaar te hebben. Zorg voor voldoende hooi voor minstens drie dagen en een kleine hoeveelheid van het gebruikelijke krachtvoer. Zorg ervoor dat er ook bij een mogelijke stroomuitval voldoende water beschikbaar is. Een voorraad van minstens 30 liter per paard moet altijd klaarstaan [s114]. Bijzonder belangrijk is de juiste opslag van alle documenten. Maak een waterdichte map aan waarin u kopieën van alle belangrijke papieren bewaart: Equidenpas, vaccinatiebewijzen, actuele laboratoriumresultaten en eigendomsbewijzen. Scan deze documenten ook in en sla ze digitaal op, zodat u in geval van nood snel toegang heeft [s114]. Praktisch bewezen is de inrichting van een overzichtelijk ordensysteem. Deel de stalapotheek in duidelijk gemarkeerde gebieden in: verbandmaterialen, medicijnen, koeling en documenten. Label alle vakken duidelijk en maak een plattegrond, zodat ook andere personen in geval van nood alles snel kunnen vinden. De regelmatige onderhoud van de stalapotheek moet in een vast ritme plaatsvinden. Maak een onderhoudskalender en controleer maandelijks de voorraad, de vervaldatums en de staat van alle materialen. Documenteer deze controles schriftelijk om het overzicht te behouden en tijdig bij te kunnen bestellen.

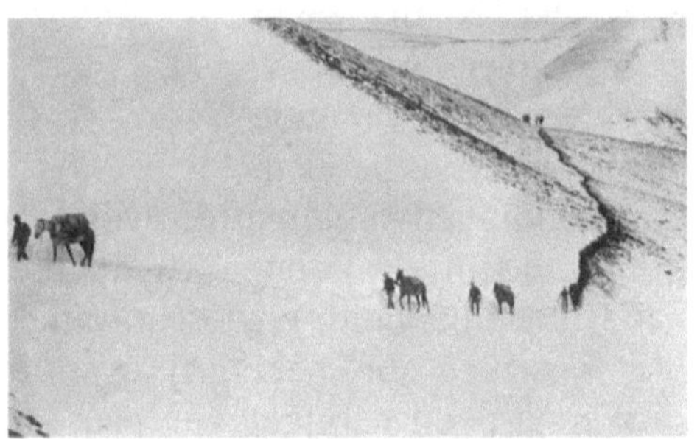

IJspakking [i53]

3. 1. 2. Verbandmaterial

en professionele wondverzorging bij paarden vereist hoogwaardig en doelmatig geselecteerd verbandmateriaal. De juiste keuze en toepassing van de verschillende materialen is cruciaal voor het genezingssucces. Voor de basisverzorging van wonden zijn steriele kompressen in verschillende maten onmisbaar. Deze moeten individueel verpakt zijn om contaminaties te voorkomen. Bij de toepassing moet ervoor gezorgd worden dat de kompres de wondranden royaal bedekt. Als praktische vuistregel geldt: de kompres moet minstens 2-3 cm over de wondranden uitsteken. Vulling van watten speelt een belangrijke rol bij het aanleggen van beschermende verbanden. Het verdeelt de druk gelijkmatig en voorkomt dat de buitenste verbanden insnijden. Vooral bij verbanden aan de ledematen is een voldoende vulling essentieel. De watten moeten in meerdere lagen worden aangebracht, waarbij elke laag met een losse fixatiewindsel wordt vastgezet. Elastische banden zijn een ander onmisbaar onderdeel van het verbandmateriaal. Ze maken een flexibele, maar toch stabiele bandage mogelijk. Bij de toepassing is de juiste spanning cruciaal - te strak aangelegde verbanden kunnen de doorbloeding belemmeren, te losse verbanden kunnen verschuiven. Als richtlijn geldt: de bandage moet nog ongeveer een vingerbreedte indrukbaar zijn. Zelfklevende verbanden hebben zich vooral bewezen bij het fixeren van verbanden. Ze plakken niet op de huid of vacht, maar hechten zeer goed aan zichzelf. Dit zorgt voor een veilige grip zonder extra bevestigingsmiddelen. Bij de toepassing moet de bandage met lichte spanning en overlappend worden gewikkeld. De frequentie van het verbandwisselen hangt af van het type en de toestand van de wond [s116]. Sterk vochtige wonden vereisen frequentere wisselingen dan droge, goed genezende verwondingen. Bij elke verbandwisseling moet de wond zorgvuldig worden gereinigd met antiseptischen oplossingen [s117]. Steriele watten of antiseptische doeken zijn bijzonder geschikt voor een zachte reiniging. In speciale gevallen kunnen ook gipsverbanden noodzakelijk zijn [s116]. Deze bieden maximale stabiliteit en verminderen de frequentie van verbandwisselingen aanzienlijk. Gipsverbanden moeten echter alleen onder veterinaire supervisie worden aangelegd, bij voorkeur met stationaire bewaking van het paard. Voor de juiste opslag van het verbandmateriaal is een droge, stofvrije kast ideaal. Alle materialen moeten in afsluitbare containers of hun originele verpakking worden bewaard. Een systematische ordening op gebruiksdoel vergemakkelijkt het snelle vinden in geval van nood. De regelmatige controle van de voorraden is essentieel. Daarbij moet niet alleen de hoeveelheid, maar ook de staat van de materialen worden gecontroleerd. Vervuilde of beschadigde materialen moeten onmiddellijk worden uitgesorteerd. Als richtlijn voor de minimale uitrusting geldt: per paard moeten minimaal drie complete verbandsets voorradig zijn. Een praktische tip voor noodgevallen: Pak een "Eerste-Hulp Verbandset" in een waterdichte doos die u ook mee kunt nemen op buitenritten. Deze moet compact, maar volledig zijn en minimaal kompressen, een elastische band en antiseptische doeken bevatten. De correcte documentatie van de verbandwisselingen is belangrijk voor de verloopcontrole. Noteer datum, gebruikte materialen en observaties over de wondgenezing. Deze informatie is bijzonder waardevol voor de behandelende dierenarts en maakt een optimale aanpassing van de behandeling mogelijk.

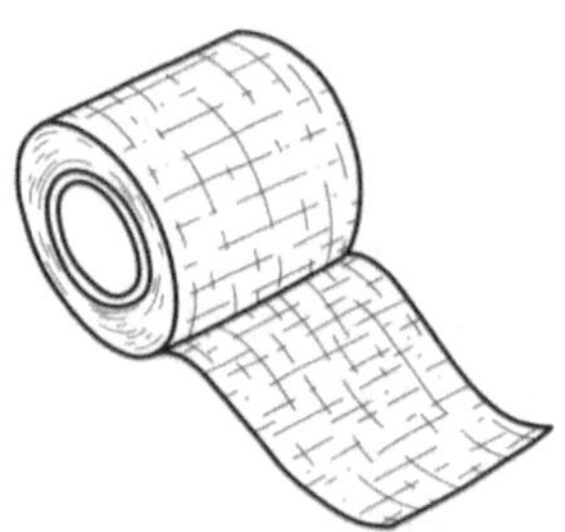

Zelfklevende bandages [i54]

3. 1. 3. Medicijnen

e juiste omgang en opslag van medicijnen in de stalapotheek vereist bijzondere zorg en verantwoordelijkheidsgevoel. In principe mogen medicijnen alleen in overleg met de behandelende dierenarts worden gebruikt en opgeslagen [s118]. Dit geldt in het bijzonder voor voorgeschreven geneesmiddelen. Een belangrijk onderdeel van het medicijnbeheer is de regelmatige ontworming van de paarden. Hiervoor moet een individueel ontwormingsplan worden opgesteld, dat is afgestemd op de parasietenlast van het individuele paard. De effectiviteit van de ontworming wordt gecontroleerd door regelmatige ontlastingonderzoeken, waarbij de eieren per gram ontlasting (<u>EPG</u>) worden bepaald [s119]. Bij veulens begint men met ontwormen al op de leeftijd van twee maanden, waarbij bepaalde werkzame stoffen pas vanaf de vijfde levensmaand mogen worden gebruikt [s119]. Bij het gebruik van kalmeringsmiddelen is bijzondere voorzichtigheid geboden. Deze mogen uitsluitend door een dierenarts worden toegediend en alleen wanneer dit medisch noodzakelijk is [s120]. Voor reizen of transporten moet men bijzonder terughoudend zijn met het toedienen van medicijnen, omdat onverwachte reacties kunnen optreden. Een goede praktijk is om het gewicht van het paard voor vertrek te documenteren, om mogelijke gezondheidsveranderingen beter te kunnen inschatten [s120]. Bij de aanschaf van medicijnen is het essentieel om uitsluitend gereguleerde en serieuze inkoopbronnen te gebruiken [s118]. Het gebruik van niet-goedgekeurde of door de dierenarts niet goedgekeurde medicijnen moet strikt worden vermeden. Dit geldt ook voor medicijnen die afwijken van hun vergunde gebruik. Dierenartsen hebben de mogelijkheid om uit een breed scala van goedgekeurde, voorwaardelijk goedgekeurde of geïndiceerde geneesmiddelen te kiezen [s121]. In bepaalde gevallen kunnen ook <u>gecomprimeerde</u> geneesmiddelen worden gebruikt, maar alleen als deze afkomstig zijn van goedgekeurde producten of van de officiële lijst van <u>bulk-geneesmiddelen</u>. Het gebruik van dergelijke preparaten moet echter beperkt blijven tot gevallen waarin geen andere goedgekeurde behandelingsopties beschikbaar zijn [s121].

Een praktische tip voor de organisatie van de medicijnen is het bijhouden van een medicijnboek. Hierin moeten de volgende informatie worden gedocumenteerd:
- Naam van het medicijn
- Batchnummer
- Vervaldatum
- Toepassingsgebied
- Dosering
- Datum van toepassing
- Behandeld paard
- Behandelingssucces

De opslag van de medicijnen moet plaatsvinden onder de door de fabrikant opgegeven voorwaarden. Veel preparaten vereisen een koele en donkere omgeving. Een afsluitbare medicijnkast met geïntegreerd koelgebied heeft zich in de praktijk bewezen. De regelmatige controle van de vervaldatums en de onmiddellijke verwijdering van verlopen medicijnen zijn essentieel. Bij de behandeling van luchtwegaandoeningen is gebleken dat de keuze van het juiste antibioticum cruciaal is voor het behandelingssucces [s122]. De beslissing voor een bepaald preparaat moet altijd gebaseerd zijn op de ervaring van de behandelende dierenarts en bij voorkeur op een antibiogram.

Woordenlijst

Antibiogram
Een laboratoriumtest om de gevoeligheid van bacteriën voor
verschillende antibiotica te bepalen, om de meest effectieve
behandeling te achterhalen

Bulk-geneesmiddel
Geneesmiddelgrondstoffen in grotere hoeveelheden, die door
apotheken worden gebruikt voor de vervaardiging van individuele
medicijnen

EPG
Een meeteenheid voor het bepalen van de worminfectie, die wordt
vastgesteld door microscopisch onderzoek van de ontlasting en als
basis dient voor de ontwormingsstrategie

gecomprimeerd
Speciaal bewerkte en samengeperste geneesmiddelen die een betere
omgang of dosering mogelijk maken

3. 1. 4. Desinfectiemiddelen

esinfectiemiddelen spelen een centrale rol in de stalapotheek en zijn onmisbaar voor de gezondheid van de paarden. De juiste keuze en toepassing van deze middelen is van cruciaal belang voor hun effectiviteit [s123]. In principe worden verschillende soorten desinfectiemiddelen onderscheiden, die afhankelijk van het toepassingsgebied en de vereisten geselecteerd moeten worden. Vooral fenolische desinfectiemiddelen hebben zich bewezen, omdat ze ook in de aanwezigheid van organisch materiaal zoals mest of stro effectief blijven [s124]. Dit is bijzonder belangrijk, aangezien veel ziekteverwekkers zoals rotavirussen of salmonellen in organisch materiaal kunnen overleven [s125]. Voor de dagelijkse stalhygiëne en bij ziekte-uitbraken is een systematische aanpak vereist. De vier essentiële stappen zijn: 1. Grondige verwijdering van al het organisch materiaal 2. Reinigen met zeep en grondig afspoelen met water 3. Volledige droging van de oppervlakken 4. Aanbrengen van het desinfectiemiddel met inachtneming van de voorgeschreven inwerktijd [s126] Bij de omgang met desinfectiemiddelen is de juiste dosering cruciaal. Elk middel moet volgens de aanwijzingen van de fabrikant verdund en toegepast worden. Een te lage concentratie kan de effectiviteit verminderen, terwijl een te hoge concentratie schadelijk kan zijn voor de gezondheid [s127]. In het geval van een ziekte-uitbraak zijn speciale hygiënemaatregelen vereist. Geïnfecteerde paarden moeten geïsoleerd worden en alle contactoppervlakken moeten gedesinfecteerd worden. Daarbij moeten aparte gereedschappen zoals bezems, scheppen en mestvorken voor geïnfecteerde gebieden gebruikt worden [s128]. Voor de handhygiëne tussen paardencontacten zijn vooral iodoforen of alcoholgebaseerde handdesinfectiemiddelen geschikt [s128]. De uitrustingsstukken vereisen bijzondere aandacht. Hoofdstel, halsters en andere uitrustingsstukken moeten regelmatig gereinigd en gedesinfecteerd worden. Daarbij heeft de volgende aanpak zich bewezen: eerst grondige mechanische reiniging, dan afvegen met een geschikt desinfectiedoek of besproeien met desinfectiemiddel en vervolgens drogen met een schone doek [s127].

Bij de keuze van het desinfectiemiddel moeten verschillende factoren in overweging worden genomen:
- Werkingsspectrum tegen specifieke ziekteverwekkers
- Verdraagzaamheid met de te desinfecteren materialen
- Biologische afbreekbaarheid
- Kosteneffectiviteit [s125]

Voor de stalapotheek is het aan te raden verschillende desinfectiemiddelen voorhanden te hebben:
- Een fenolisch preparaat voor de algemene staldesinfectie
- Een iodofor voor handdesinfectie en instrumentreiniging
- Een alcoholgebaseerd handdesinfectiemiddel voor snelle tussentijdse desinfectie

De juiste opslag van de desinfectiemiddelen gebeurt in een aparte, afsluitbare kast, gescheiden van medicijnen en verbandmateriaal. Alle containers moeten duidelijk gemarkeerd zijn en het oorspronkelijke etiket met de gebruiksaanwijzingen moet behouden blijven [s127].

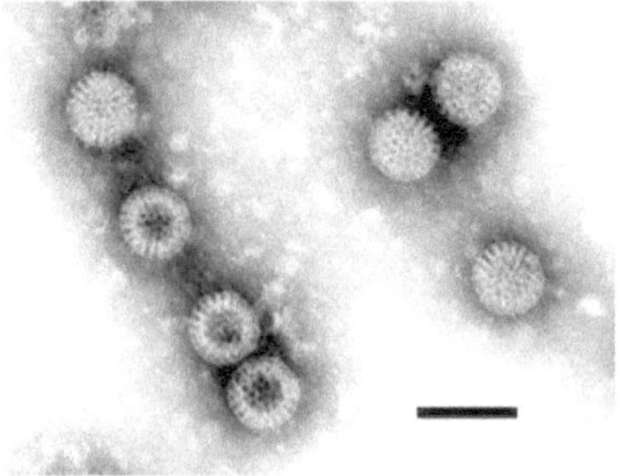

Rotaviren [i55]

Woordenlijst

Iodofor

Een speciale vorm van desinfectiemiddel dat jodium in een stabiele
verbinding met een dragermolecuul bevat. Het kleurt karakteristiek
bruin en heeft een bijzonder lange werkingsduur.

Rotavirus

Een groep virussen die vooral bij jonge veulens ernstige
diarreeziekten kunnen veroorzaken. Ze zijn zeer resistent en kunnen
meerdere maanden in de omgeving overleven.

Salmonella

Bacteriën die ernstige maag-darmziekten bij paarden kunnen
veroorzaken. Ze zijn bijzonder gevaarlijk omdat ze ook op mensen
overdraagbaar zijn en zich snel in de stal kunnen verspreiden.

- De stalapotheek vereist minimaal drie complete verbandsets per paard.
- Fenolische desinfectiemiddelen blijven ook bij contact met organisch materiaal zoals stro effectief.
- De ontworming bij veulens begint op de leeftijd van twee maanden, bepaalde werkzame stoffen zijn pas vanaf de vijfde levensmaand toegestaan.
- Gecomprimeerde geneesmiddelen mogen alleen afkomstig zijn van goedgekeurde producten of de officiële lijst van bulkgeneesmiddelen.
- Steriele kompressen moeten de wondranden met 2-3 cm overschrijden.
- De effectiviteit van de ontworming wordt gecontroleerd door EPG-bepaling (eieren per gram ontlasting).
- Een watervoorraad van minimaal 30 liter per paard moet altijd beschikbaar zijn.
- Iodoforen zijn bijzonder geschikt voor handdesinfectie tussen contacten met paarden.
- De verbandspanning moet zo worden gekozen dat het verband nog ongeveer een vingerbreedte kan worden ingedrukt.
- Bij ziekte-uitbraken moeten aparte gereedschappen zoals bezems en mestvorken voor geïnfecteerde gebieden worden gebruikt.

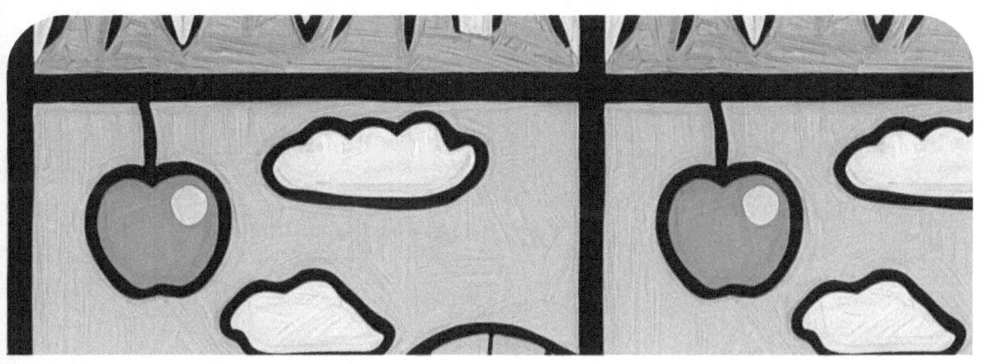

3. 2. Eerste hulp

n kritieke situaties beslissen vaak minuten over de gezondheid of zelfs het leven van een paard. Maar hoe herkent een paardeneigenaar de ernst van de situatie? Wanneer is snel handelen geboden en wanneer kan overhaast ingrijpen de situatie mogelijk verergeren? Eerste hulp bij paarden vereist zowel gedegen kennis als het vermogen om in stresssituaties doordacht te handelen. Van de juiste wondverzorging tot het vroegtijdig herkennen van koliekverschijnselen en levensreddende noodmaatregelen - de juiste voorbereiding en het begrip van fundamentele principes kunnen cruciaal zijn. Dit hoofdstuk biedt essentiële kennis voor paardeneigenaren om in noodsituaties competent te reageren en tegelijkertijd de eigen grenzen te herkennen. De voorgestelde maatregelen zijn gebaseerd op actuele veterinaire inzichten en zijn voorbereid voor praktische toepassing.

„Bij de eerste verzorging van een wond moet men vers materiaal op een doorbloed verband leggen zonder het oude te verwijderen, om nieuw gevormde bloedstolsels niet te vernietigen."

3. 2. 1. Wondverzorging

e snelle en deskundige verzorging van wonden is bij paarden bijzonder belangrijk, omdat deze dieren van nature zeer kwetsbaar zijn voor verwondingen [s129]. De ernst van een wond kan misleidend zijn - grote, hevig bloedende verwondingen lijken vaak dramatischer dan ze zijn, terwijl kleine wonden nabij gewrichten of pezen ernstiger kunnen zijn [s130]. Bij de eerste verzorging van een wond is het essentieel om kalm te blijven en het paard gerust te stellen [s131]. Indien mogelijk, moet het dier naar een schone, droge stal of een rustige plek worden gebracht. Een voederemmer kan helpen om het paard af te leiden en rustig te houden. Het is raadzaam om een tweede persoon te betrekken ter ondersteuning voordat men met de wondbeoordeling of eerste hulp begint. De wondgenezing verloopt in verschillende fasen: ontsteking, <u>celmigratie</u>, weefselafzetting en huidcontractie [s132]. Om een optimale genezing mogelijk te maken, moeten wonden idealiter binnen zes uur worden gehecht [s132]. Bij de eerste verzorging moet het volgende worden opgemerkt: 1. Bij bloedende wonden gelijkmatige druk uitoefenen met een steriel, absorberend verband. Belangrijk: als het verband doorbloed is, vers materiaal erop leggen zonder het oude te verwijderen, om nieuw gevormde bloedstolsels niet te vernietigen [s129]. 2. Na het stelpen van de bloeding de wond beoordelen op locatie, diepte en ernst. Voor reiniging is een 0,9% zoutoplossing geschikt [s132]. Ook kraanwater kan worden gebruikt, maar met voorzichtigheid bij wonden nabij gewrichten of pezen [s132]. 3. Bij sterk vervuilde wonden kan een antimicrobiële wasoplossing met jodium worden gebruikt [s133]. De waterstraal mag niet te sterk zijn, om verontreinigingen niet dieper in de wond te duwen [s131].

Een dierenarts moet onmiddellijk worden geraadpleegd bij:
- Hevige bloedingen
- Wonden die de volledige huiddikte doordringen
- Verwondingen nabij gewrichten of pezen
- Zichtbare diepere structuren
- Sterk verontreinigde wonden [s130]

Tot de dierenarts arriveert, mogen er geen pijnstillers worden toegediend, omdat deze de beoordeling van de wond kunnen bemoeilijken [s129]. Ook het gebruik van topische medicijnen moet in eerste instantie worden vermeden [s132]. Een correcte wondverband bestaat uit drie lagen: 1. Primaire laag: direct wondcontact 2. Secundaire laag: padding 3. Tertiaire laag: fixatie en compressie [s129]

Voor de wondverzorging moet elke paardenbezitter een goed uitgeruste EHBO-kit bij de hand hebben. Deze moet bevatten:
- Steriele wondverbanden
- Antiseptische oplossingen
- Verbanden
- Schone emmer
- Scharen
- Thermometer
- Grote handdoeken
- Huidige telefoonnummer van de dierenarts [s130]

Een bijzondere uitdaging bij de wondgenezing kan de vorming van overmatig granulatieweefsel (ook wel "trots vlees" genoemd) zijn [s133]. Dit kan de genezing belemmeren en vereist veterinaire behandeling. Door juiste wondverzorging kan deze complicatie worden voorkomen. De verdere wondbehandeling moet in nauw overleg met de dierenarts plaatsvinden [s134]. Bij kleine wonden is het aan te raden om het verband om de 2-3 dagen te verwisselen, waarbij op tekenen van infectie moet worden gelet [s130]. Een actuele tetanusvaccinatie is essentieel voor alle paarden, aangezien ook kleine, onopgemerkte wonden tot gevaarlijke infecties kunnen leiden [s133].

Woordenlijst

Celmigratie
Gerichte beweging van cellen in het weefsel, waarbij
genezingscellen zich actief naar de wond bewegen om het
genezingsproces te ondersteunen.

Granulatieweefsel
Nieuw gevormd bindweefsel tijdens de wondgenezing, dat bestaat
uit kleine roodachtige verheffingen en belangrijk is voor de
genezing. Bij overmatige vorming kan het echter problematisch
worden.

3. 2. 2. Koliek symptomen

oliek bij paarden is een medische noodsituatie die snel handelen vereist. De symptomen ontwikkelen zich meestal in verschillende ernstgraden en moeten vroegtijdig worden herkend om ernstige gevolgen te voorkomen [s135]. Zelfs in milde gevallen vertonen paarden de eerste kenmerkende tekenen: ze krullen hun lippen, observeren hun flanken intensief en worden onrustig. Vaak beginnen ze ook met hun hoeven op de grond te schrapen [s135] [s136]. Als paardenhouder moet u in deze fase bijzonder alert zijn en het gedrag van uw paard nauwlettend in de gaten houden. Leid het paard in eerste instantie maximaal 10 minuten om te zien of de symptomen verbeteren [s135]. Bij gematigde koliekgevallen verergeren de symptomen duidelijk. De dieren vertonen frequent urineren, liggen herhaaldelijk neer en staan weer op. Kenmerkend is ook het langere liggen op de zij [s135]. In deze fase is het belangrijk om het paard weg te houden van harde of scherpe voorwerpen waaraan het zich kan verwonden bij het liggen. Documenteer de frequentie en duur van de symptomen - deze informatie is waardevol voor de dierenarts. Ernstige koliekgevallen uiten zich door heftig rollen, sterke transpiratie en versnelde ademhaling. De dieren kunnen zich verwondingen aan het lichaam en gezicht toebrengen door ongecontroleerd te rollen en te spartelen [s135]. In dit stadium is onmiddellijke veterinaire hulp essentieel. Tot de dierenarts arriveert, moet u proberen verdere verwondingen te voorkomen en de vitale functies in de gaten te houden. Een belangrijke indicator voor de ernst van de koliek is het eet- en drinkgedrag. Aangetaste paarden tonen vaak volledige desinteresse in voedsel en water [s137]. Het zweten komt vaak voor in kenmerkende patronen (vlekken). De continue monitoring van de vitale functies, met name de hartslag en temperatuur, geeft belangrijke aanwijzingen over de stressstatus van het dier [s137]. Bijzondere aandacht is vereist voor gevallen waarin een diafragmahernia als oorzaak in aanmerking komt. De symptomen kunnen hier zeer verschillend zijn en hangen af van welke ingewanden zijn aangetast [s138]. Bij grote defecten kan de dikke darm ingeklemd zijn, wat leidt tot terugkerende kolieken. Kenmerkend is het gelijktijdig optreden van koliek- en ademhalingssymptomen [s138]. Voor de differentiaaldiagnose kunnen bepaalde laboratoriumwaarden nuttig zijn. Bij de equine grasziekte (EGS) bijvoorbeeld zijn de waarden van Serum-Amyloid-A en Fibrinogeen verhoogd, wat ze onderscheidt van niet-inflammatoire koliekoorzaken

[s139]. Deze bevindingen helpen de dierenarts bij de gerichte diagnose en behandeling.

Als paardenhouder moet u in de volgende situaties onmiddellijk een dierenarts contacteren:
- Als de symptomen langer dan 30 minuten aanhouden
- Bij duidelijke verslechtering van de toestand
- Bij ernstige symptomen zoals heftig rollen
- Bij gelijktijdig optreden van ademhalingsproblemen
- Als het paard gedurende langere tijd geen voedsel en water opneemt

De nauwkeurige observatie en documentatie van de symptomen, evenals het tijdig herkennen van de ernst, zijn cruciaal voor een succesvolle behandeling. Idealiter maakt u een tijdschema waarin u de waargenomen symptomen en hun intensiteit noteert. Deze informatie is uiterst waardevol voor de behandelende dierenarts.

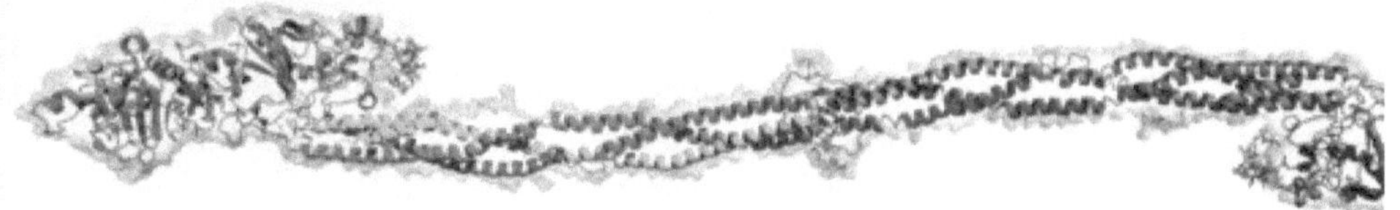

Fibrinogen [i56]

Woordenlijst

Diafragmahernia
Een scheur of defect in het diafragma, waardoor organen uit de
buikholte in de borstholte kunnen migreren. Kan aangeboren zijn of
door verwondingen ontstaan.

Fibrinogeen
Een in de lever aangemaakt eiwit dat belangrijk is voor de
bloedstolling en bij ontstekingen in het lichaam toeneemt. Wordt
gebruikt als diagnostische marker.

Serum-Amyloid-A
Een eiwit dat wordt aangemaakt bij ontstekingen in het lichaam en
als belangrijke ontstekingsmarker in het bloed dient. Behoort tot de
acute-fase-eiwitten.

3. 2. 3. Noodmaatregelen

n noodsituaties is snel en doordacht handelen cruciaal voor de gezondheid en het overleven van het paard. Een goed doordacht noodplan en de juiste voorbereiding vormen de basis voor succesvol crisismanagement [s140]. In principe moeten alle personen die regelmatig met het paard omgaan, basiskennis van eerste hulp hebben. Dit omvat vooral het herkennen van stresssignalen zoals gedragsveranderingen, gebrek aan eetlust en lichamelijke symptomen zoals overmatig zweten of versnelde ademhaling [s141] [s142].

Bij de voorbereiding op noodsituaties is het opstellen van een uitgebreid noodplan essentieel. Dit moet de volgende elementen bevatten:
- Actuele contactgegevens van dierenartsen en vervoerders
- Documentatie van alle belangrijke gezondheidsinformatie
- Permanente identificatie van de paarden (microchip/tatoeage)
- Actuele vaccinatie- en gezondheidsdocumentatie
- Noodvoorraden voor 48-72 uur [s140]

Een bijzonder kritieke noodsituatie is een hitteberoerte. Bij lichaamstemperaturen boven de 40,5°C moet onmiddellijk worden gehandeld. Het paard moet direct in de schaduw worden gebracht en met water op kamertemperatuur worden gekoeld. Hierbij moet de focus vooral liggen op de gebieden met grote bloedvaten. Een goede luchtcirculatie is essentieel. Hoewel toegang tot vers water gegarandeerd moet zijn, mag het paard niet gedwongen worden om te drinken [s143] [s144]. Bij ernstige verwondingen geldt de regel om het paard zo min mogelijk te verplaatsen, tenzij dit om veiligheidsredenen absoluut noodzakelijk is. Vreemde voorwerpen in wonden mogen nooit zelfstandig worden verwijderd, omdat dit kan leiden tot verergerde bloedingen. Deze taak moet aan een professional in een gecontroleerde omgeving worden overgelaten [s141] [s144].

In het geval van een noodzakelijke evacuatie moet een prioriteitenlijst worden opgesteld. Deze omvat:
- Drie dagen voorraad hooi, voer en water
- Belangrijke documenten
- Eerste-hulp-kit
- Touwen en halsters
- Wateremmers
- Identificatiehalsters
- Contact- en huisvestingslijsten [s145]

Een andere kritieke noodsituatie is het risico op verstikking. Hier geldt: Verwijder onmiddellijk voedsel en water en vraag onmiddellijk om veterinaire hulp. Eigen pogingen om een obstructie op te lossen kunnen de situatie verergeren en moeten worden vermeden [s142]. Bij een paard dat vastligt, is het belangrijk om het dier niet te dwingen om op te staan. In plaats daarvan moet onmiddellijk een dierenarts worden gecontacteerd. Tot diens aankomst moet het paard warm en droog worden gehouden [s142].

De eerste-hulp-kit moet regelmatig worden gecontroleerd en aangevuld. Essentiële onderdelen zijn:
- Medisch tape
- Gazesponges
- Verbandscharen
- Wegwerphandschoenen
- Thermometer
- Noodzaklamp
- <u>Tourniquet</u> (alleen voor arteriële bloedingen) [s144]

Bij het aanbrengen van een tourniquet is uiterste voorzichtigheid geboden. Het moet elke vijf minuten worden losgemaakt om de doorbloeding in de rest van het ledemaat te waarborgen [s144]. Het noodplan moet regelmatig worden geoefend om in geval van nood routinematig te kunnen handelen. Daarbij geldt altijd: De veiligheid van de mensen heeft absolute prioriteit, gevolgd door de veiligheid van de paarden [s140] [s145].

Woordenlijst

Tourniquet
Een medisch afbindsysteem voor gecontroleerde onderbreking van
de bloedtoevoer. Het bestaat meestal uit een brede band met
sluitmechanisme en wordt alleen bij levensbedreigende bloedingen
gebruikt.

- Wonden moeten idealiter binnen zes uur worden gehecht voor optimale genezing.
- Bij doorbloede verbanden nieuw materiaal eroverheen leggen in plaats van het oude te verwijderen, om bloedstolsels te beschermen.
- De wondgenezing doorloopt de fasen ontsteking, celmigratie, weefselafzetting en huidcontractie.
- Overmatig granulatieweefsel ("trots vlees") kan de genezing belemmeren.
- Bij koliek vertonen paarden kenmerkende zweetpatronen in de vorm van vlekken.
- Serum-amyloïde A en fibrinogeenwaarden zijn verhoogd bij equine grasziekte.
- Diafragmahernia's kunnen leiden tot terugkerende kolieken en vertonen tegelijkertijd symptomen van kortademigheid.
- Bij een hitteberoerte met temperaturen boven 40,5°C moet de koeling worden geconcentreerd op gebieden met grote bloedvaten.
- Een tourniquet moet elke vijf minuten worden losgemaakt om de doorbloeding te waarborgen.
- De noodvoorraad moet zijn ingericht voor 48-72 uur.

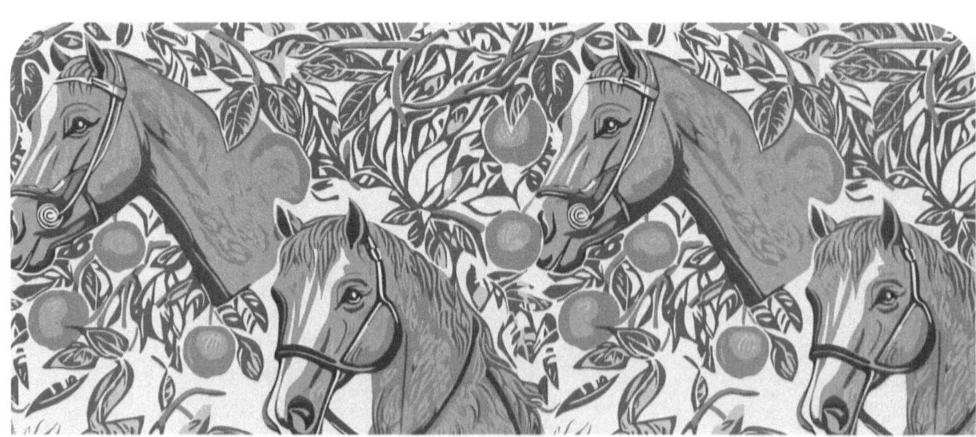

3. 3. Preventieve onderzoeken

egelmatige medische preventie vormt de basis voor het langdurig gezond houden van paarden. Maar welke onderzoeken zijn echt noodzakelijk? Hoe vaak moeten deze worden uitgevoerd? En welke rol spelen leeftijd en gebruiksdoel van het paard daarbij? Van tandcontroles tot vaccinaties, en van systematische wormbestrijding tot professionele hoefverzorging - elk aspect van de preventie volgt zijn eigen regels en vereist specifieke vakkennis. De uitdaging ligt in het verenigen van deze verschillende aspecten tot een samenhangend geheel. De wetenschappelijke inzichten in de paardengeneeskunde ontwikkelen zich voortdurend en leiden tot nieuwe aanbevelingen voor preventieve gezondheidszorg. Een goed begrip van de belangrijkste preventiemaatregelen stelt paardeneigenaren in staat om weloverwogen beslissingen te nemen voor de gezondheid van hun dieren.

„Ongeveer 20% van de paarden in een kudde draagt 80% van de totale parasietenlast."

3. 3. 1. Tandcontrole

De regelmatige tandcontrole is een essentieel onderdeel van de paardengezondheid en mag absoluut niet verwaarloosd worden. Al bij pasgeboren veulens begint de tandheelkundige zorg met een eerste onderzoek kort na de geboorte, om mogelijke afwijkingen of andere problemen vroegtijdig te herkennen [s146]. Deze vroege interventie kan latere gecompliceerde behandelingen voorkomen. De frequentie van de tandcontroles is afhankelijk van de leeftijd van het paard: Na het eerste onderzoek dienen verdere controles plaats te vinden op de leeftijd van drie maanden, gevolgd door halfjaarlijkse onderzoeken tot het vijfde levensjaar [s147]. Bij gezonde volwassen paarden tussen de 6 en 10 jaar is een jaarlijkse controle voldoende, mits er geen bijzondere afwijkingen zijn [s146]. Vanaf het tiende levensjaar adviseren experts opnieuw halfjaarlijkse onderzoeken, tenzij het gebit zich in een uitzonderlijk goede staat bevindt [s146]. Een professionele tandonderzoek begint met het verzamelen van de medische geschiedenis. De dierenarts vraagt naar voedingsgewoonten, huisvestingsomstandigheden en de algemene prestaties van het paard [s148]. Eigenaren dienen hier vooral op gedragsveranderingen tijdens het eten of het rijden met bit te letten, aangezien deze belangrijke aanwijzingen voor tandproblemen kunnen zijn [s149]. Voor het eigenlijke tandonderzoek worden de vitale functies van het paard gecontroleerd. Dit omvat hartslag, ademhalingsfrequentie, temperatuur en de hydratatiestatus [s148]. Voor een grondig onderzoek wordt het paard doorgaans licht gesedeerd, wat de stress voor het dier minimaliseert en een veilige behandeling mogelijk maakt [s150]. Met behulp van moderne technologie, zoals hoog-resolutie camera's, kan de dierenarts een gedetailleerd onderzoek en documentatie van de tanden en het zachte weefsel in de mond uitvoeren [s147]. Hierbij wordt vooral gelet op onregelmatige slijtage, cariës, tandfracturen en mogelijke infecties [s148]. Vaak worden scherpe tandranden vastgesteld, die ontstaan door het typische kauwpatroon. Een van de meest voorkomende behandelingen is het zogenaamde "floaten" - het afschuren van deze scherpe randen [s146]. Deze routinebehandeling is belangrijk, omdat scherpe tandranden kunnen leiden tot verwondingen van het mondslijmvlies en pijn bij het kauwen kunnen veroorzaken. Een goed functionerend gebit is essentieel voor de optimale vertering van het voer en daarmee voor de algehele gezondheid van het paard [s149]. Malocclusies (afwijkingen van de tanden) kunnen niet alleen leiden tot problemen bij het opnemen van voedsel, maar ook tot gedragsafwijkingen tijdens het rijden [s149]. Hoe eerder dergelijke problemen worden herkend, des te beter zijn de behandelingsmogelijkheden. Het uitstellen van de behandeling kan leiden tot verergerde klachten of zelfs tot het verlies van tanden [s149]. Na het onderzoek ontvangt de eigenaar een gedetailleerd rapport over de toestand van de tanden van zijn paard en eventuele behandelingsaanbevelingen [s147]. Deze documentatie is belangrijk voor het volgen van de tandgezondheid en helpt bij het plannen van toekomstige behandelingen. Een regelmatige tandcontrole is niet alleen belangrijk voor de mondgezondheid, maar kan ook andere gezondheidsproblemen aan het licht brengen [s149]. De investering in de tandgezondheid betaalt zich terug door betere voervertering, lagere voerkosten en een betere algehele gezondheid van het paard [s149]. Eigenaren dienen de aanbevolen controle-intervallen serieus te nemen en een ervaren dierenarts met het onderzoek te belasten [s148].

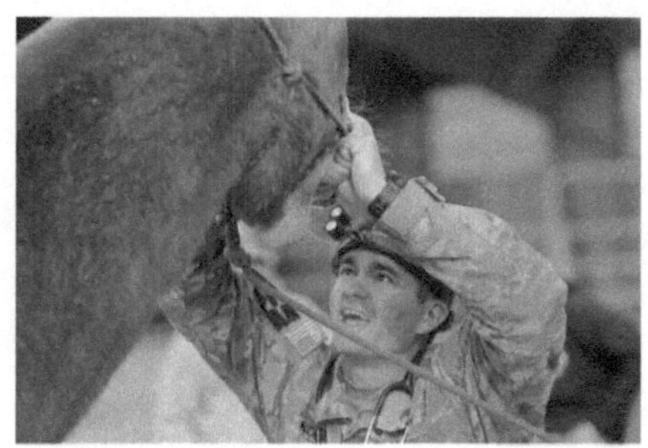

Tanden vijlen [i57]

Woordenlijst

Floaten
Een speciale tandheelkundige behandelingsmethode bij paarden,
waarbij met speciale vijlen de kauwvlakken van de kiezen worden
gladgemaakt. De term komt uit het Engels 'to float'
(zweven/gladmaken).

Hydratatiestatus
De vochtbalans van het lichaam, die kan worden beoordeeld aan de
hand van verschillende kenmerken zoals huidspanning en
slijmvliesconditie.

Malocclusie
Een tandafwijking waarbij de tanden van de boven- en onderkaak
niet correct op elkaar aansluiten. Dit kan aangeboren zijn of zich
ontwikkelen door ongelijkmatige tandslijtage.

3. 3. 2. Vaccinatiepreventie

accinatiepreventie is een fundamenteel onderdeel van de gezondheidszorg voor paarden en dient ter bescherming tegen gevaarlijke infectieziekten [s151]. In tegenstelling tot andere preventieve maatregelen volgt vaccinatiepreventie een individueel aangepast schema, dat is gebaseerd op de leeftijd van het paard, het gebruik ervan en de specifieke risicofactoren. In principe maakt men onderscheid tussen kern- en risicogebaseerde vaccinaties [s151]. De kernvaccinaties vormen de basis van de vaccinatiebescherming en zijn essentieel voor alle paarden, ongeacht hun gebruik. Eigenaren moeten zich realiseren dat deze basisimmunisatie al op jonge leeftijd begint en consequent moet worden voortgezet. De uitvoering van de vaccinaties gebeurt volgens strikte protocollen, die door ervaren dierenartsen zijn opgesteld [s152]. Het is belangrijk te begrijpen dat niet elk vaccin door iedereen mag worden toegediend - bepaalde vaccinaties zijn receptplichtig en moeten door een erkende dierenarts worden uitgevoerd. Voor paardeneigenaren is het raadzaam om een gedetailleerd vaccinatieplan bij te houden en de vaccinatiebewijzen zorgvuldig te bewaren. Bijzonder paarden die vaak in contact komen met andere paarden, bijvoorbeeld op wedstrijden of in stallen met hoge omloopsnelheid, hebben een uitgebreidere vaccinatiebescherming nodig. Voor deze dieren wordt een halfjaarlijks vaccinatieschema voor bepaalde ziekten aanbevolen [s151]. Een praktisch voorbeeld: een wedstrijdpaard moet naast de kernvaccinaties ook beschermd zijn tegen specifieke risikoziekten die tijdens paardenevenementen kunnen worden overgedragen. De ontwikkeling van moderne vaccins en het onderzoek naar immunisatiestrategieën vordert voortdurend [s153]. Dit maakt een voortdurende verbetering van de vaccinatie-effectiviteit en een optimalisatie van de vaccinatieprotocollen mogelijk. Paardeneigenaren moeten zich regelmatig door hun dierenarts laten informeren over nieuwe ontwikkelingen en aanbevelingen. Een belangrijk aspect van vaccinatiepreventie is de documentatie van mogelijke vaccinatiereacties [s152]. Indien ongewenste bijwerkingen optreden, moeten deze zorgvuldig worden gedocumenteerd en aan de behandelende dierenarts worden gemeld. Dit helpt bij het aanpassen van toekomstige vaccinatiestrategieën en draagt bij aan de verbetering van de vaccinveiligheid. De veterinaire opleiding legt grote nadruk op het begrip van de <u>immunologische</u> basisprincipes en de correcte toepassing van vaccinatieprotocollen [s154]. Dit waarborgt dat dierenartsen hun patiënten optimaal kunnen adviseren en behandelen. Paardeneigenaren profiteren van deze expertise door goed onderbouwd advies bij het opstellen van individuele vaccinatieplannen. Een effectief vaccinatiebeheer vereist een nauwe samenwerking tussen dierenarts en paardeneigenaar [s151]. Regelmatige gezondheidscontroles moeten worden gecombineerd met de controle van de vaccinatiestatus. Een praktische tip: veel paardeneigenaren gebruiken digitale kalendersystemen of apps om geen vaccinatieafspraken te missen. Vaccinatiepreventie is niet alleen belangrijk voor het individuele paard, maar dient ook ter bescherming van de gehele paardenpopulatie [s155]. Door consequente vaccinatieprogramma's kunnen uitbraken van ziekten worden voorkomen of althans ingedamd. Dit is vooral van groot belang in stallen, waar ziekteverwekkers zich snel kunnen verspreiden.

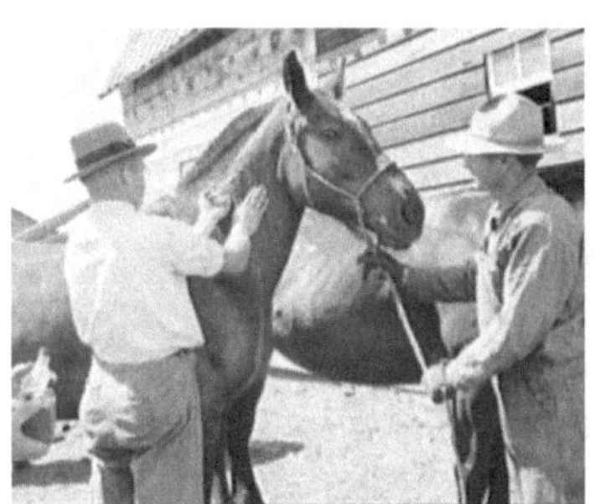

Vaccinatieprofylaxe [i58]

Immunologie

De wetenschap die zich bezighoudt met de afweermechanismen van het lichaam tegen ziekteverwekkers. Het onderzoekt hoe het immuunsysteem antilichamen vormt en reageert op vreemde stoffen.

3. 3. 3. Ontworming

De moderne ontwormingsbehandeling bij paarden is de afgelopen jaren ingrijpend veranderd. De vroegere gebruikelijke praktijk om alle paarden routinematig elke zes weken met roterende ontwormingsmiddelen te behandelen, wordt tegenwoordig als verouderd beschouwd [s156]. In plaats daarvan wint een strategische, geïndividualiseerde benadering, gebaseerd op wetenschappelijk onderzoek, steeds meer terrein. Centraal in deze nieuwe benadering staat het regelmatig uitvoeren van mestonderzoeken, specifiek de fecale-ei-telling (FEC). Deze tests moeten minimaal twee keer per jaar, idealiter in het voorjaar en de herfst, worden uitgevoerd [s157]. Ze maken een classificatie van de paarden in verschillende categorieën mogelijk: lage scheiders (<200 EPG), gematigde scheiders (200-500 EPG) en hoge scheiders (>500 EPG) [s158]. Op basis van deze indeling wordt een individueel behandelplan opgesteld. Lage scheiders hebben slechts twee behandelingen per jaar nodig - in het voorjaar (maart) en de herfst (oktober). Gematigde scheiders krijgen daarnaast een behandeling in de late zomer (juli), terwijl hoge scheiders vier behandelingen per jaar nodig hebben - in maart, juni, september en november [s158]. Bijzondere aandacht gaat uit naar de behandeling van veulens, die een speciaal protocol volgen. De eerste ontworming vindt plaats op de leeftijd van twee maanden, gevolgd door regelmatige behandelingen. Vanaf de vierde tot vijfde levensmaand moeten ook bij veulens FEC-tests worden uitgevoerd [s158]. Een praktisch voorbeeld: een veulen krijgt zijn eerste ontworming op twee maanden, de tweede op vier maanden en de derde op zes maanden, waarbij vanaf de vijfde maand bijzondere aandacht wordt besteed aan strongyliden [s159]. Een belangrijk aspect van modern wormmanagement is de controle van de effectiviteit van de behandeling. Hiervoor wordt de Fecal Egg Reduction Count Test (FERCT) gebruikt [s156]. Deze test helpt bij het vroegtijdig opsporen van resistente wormpopulaties en het aanpassen van het behandelprotocol. Een concreet voorbeeld uit de praktijk: als de FERCT een onvoldoende reductie van het aantal eieren na de behandeling aantoont, moet de behandelende dierenarts het ontwormingsmiddel wijzigen. Interessant is dat ongeveer 20% van de paarden in een kudde 80% van de totale parasietenlast draagt [s159]. Deze bevinding onderstreept het belang van geïndividualiseerde behandelplannen. Een praktische tip voor stalhouders: houd een gedetailleerde documentatie bij van de FEC-resultaten en behandelingen voor elk paard om trends te herkennen en de behandelingsstrategie optimaal aan te passen. De American Association of Equine Practitioners raadt aan dat volwassen paarden ouder dan drie jaar niet routinematig ontwormd hoeven te worden, totdat het aantal fecale eieren minimaal 200 tot 500 EPG bereikt [s160]. Desondanks moet elk volwassen paard minimaal één keer per jaar een basisbehandeling krijgen, die zowel rondwormen als lintwormen omvat [s161]. Een vaak over het hoofd gezien, maar belangrijk aspect is de nauwkeurige gewichtsmeting van het paard vóór de ontworming, om onderdosering te voorkomen [s160]. Een praktische aanbeveling: gebruik een gewichtsmeetlint of een formule voor gewichtsinschatting als er geen weegschaal beschikbaar is. Het overkoepelende doel van een modern ontwormingsprogramma is niet de volledige uitroeiing van alle parasieten - dit zou noch realistisch, noch wenselijk zijn. Het gaat er eerder om de gezondheid van de paarden te behouden en het risico op klinische aandoeningen te minimaliseren [s162]. Een evenwicht tussen parasietenbestrijding en het voorkomen van resistentieontwikkeling is daarbij de sleutel tot succes.

Fecal Egg Reduction Count Test

Een speciale labtest die de effectiviteit van ontwormingsmiddelen controleert door het aantal wormeieren voor en na de behandeling te vergelijken. De test moet 10-14 dagen na de ontworming worden uitgevoerd.

Fecale-ei-telling

Een laboratoriumdiagnostische methode voor de kwantitatieve bepaling van wormeieren in mestmonsters. Het monster wordt met een speciale oplossing voorbereid en onder de microscoop geëvalueerd.

Strongyliden

Een familie van draadwormen die tot de meest voorkomende interne parasieten bij paarden behoren. Ze kunnen zich in de darmwand nestelen en bij zware besmetting tot kolieken leiden.

3. 3. 4. Hoefverzorging

egelmatige en deskundige hoefverzorging is fundamenteel voor de gezondheid en het welzijn van een paard [s163]. Het omvat verschillende aspecten, van dagelijkse basisverzorging tot professionele behandeling door een hoefsmid. De basis vormt de dagelijkse controle en reiniging van de hoeven [s164]. Hierbij moeten de hoeven grondig worden uitgekrabd en op tekenen van problemen zoals scheuren, infecties of andere afwijkingen worden onderzocht. Een praktische tip voor paardeneigenaren: integreer de hoefreiniging in de dagelijkse routine, bij voorkeur voor en na het rijden. Let daarbij vooral op vreemde voorwerpen zoals stenen of ingedrongen materiaal die zich in de hoef kunnen hebben vastgezet. De professionele hoefbehandeling door een gekwalificeerde hoefsmid moet op regelmatige basis plaatsvinden [s165]. Het ritme is afhankelijk van verschillende factoren zoals hoefgroei, gebruikstype en huisvestingsomstandigheden. Een concreet voorbeeld: bij een normaal gebruikt rijpaard is meestal een beslagritme van 6-8 weken passend, terwijl sportpaarden vaak kortere intervallen nodig hebben.

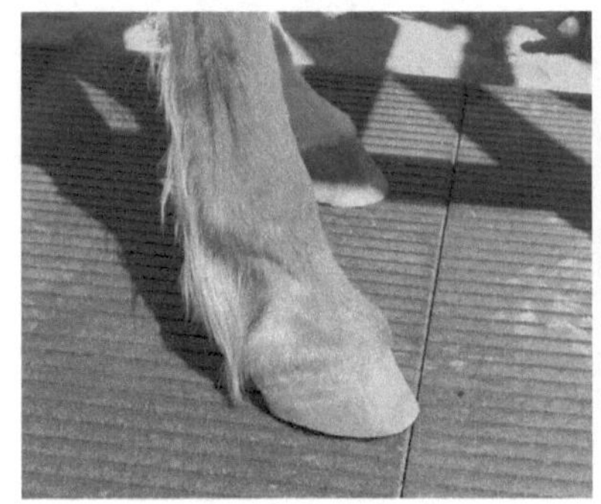

Hoefgezondheid [i59]

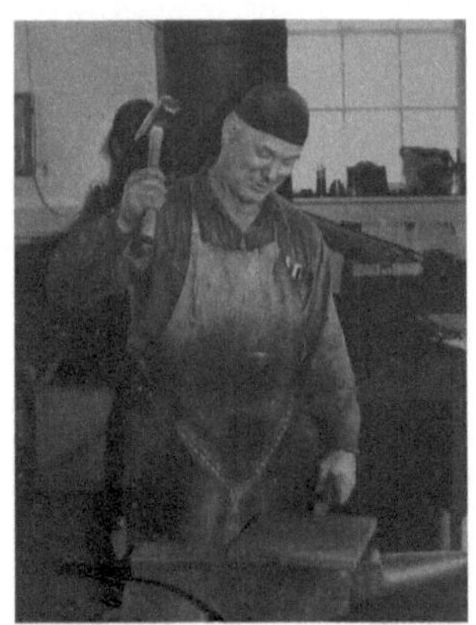

Hoefsmid [i60]

De beslissing tussen beslag en blote hoef moet individueel worden genomen [s166]. Hoefschoenen bieden extra bescherming en kunnen bij de juiste indicatie zinvol zijn. De keuze van het juiste beslag is daarbij cruciaal en moet worden afgestemd op de specifieke behoeften van het paard. Een voorbeeld uit de praktijk: een dressuurpaard heeft mogelijk een ander beslag nodig dan een springpaard of een recreatiepaard.

Verschillende factoren beïnvloeden de hoefgezondheid aanzienlijk [s165].
Deze omvatten:
- Genetische aanleg
- Voedingsstatus
- Omgevingsomstandigheden
- Bewegingsmanagement
- Leeftijd van het paard

Een holistische verzorgingsaanpak houdt rekening met al deze aspecten
[s167]. Het is belangrijk om een individueel verzorgingsplan op te stellen
dat inspeelt op de specifieke behoeften van het betreffende paard. Een
praktische tip: houd een hoefverzorgingsdagboek bij waarin u observaties,
behandelingen en beslagcycli documenteert. Preventie van hoefproblemen
speelt een centrale rol [s168]. Regelmatig en correct trimmen is essentieel
om de natuurlijke hoefvorm te behouden en overbelasting te voorkomen.
Een belangrijke praktijktip: let vooral in vochtige periodes op de
hoefhygiëne, omdat het risico op straalrot en andere vochtgerelateerde
problemen dan toeneemt. Voor paardeneigenaren zijn er verschillende
opleidingsmogelijkheden op het gebied van hoefverzorging [s169]. Deze
variëren van basisworkshops tot gedetailleerde trainingen over hoefanatomie
en verzorgingstechnieken. Een praktische opmerking: maak gebruik van
deze aanbiedingen om uw kennis te verdiepen en problemen vroegtijdig te
herkennen. De economische betekenis van goede hoefverzorging mag niet
worden onderschat [s168]. Vern neglected hoefproblemen kunnen leiden tot
aanzienlijke vervolgkosten door behandelingen en prestatieverlies. Een
praktijkvoorbeeld: de regelmatige investering in gekwalificeerde
hoefverzorging is duidelijk goedkoper dan de behandeling van chronische
hoefrehe of andere ernstige hoefziekten.

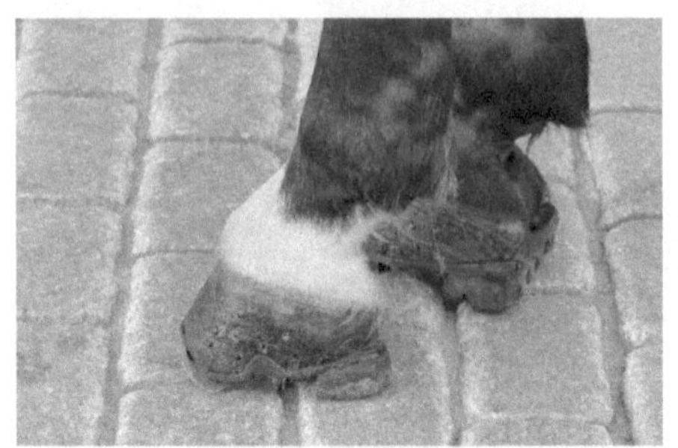

Hoefijzer [i61]

Samenvatting - 3. 3. Preventieve onderzoeken

- Tandcontroles bij veulens beginnen direct na de geboorte en worden op drie maanden herhaald.

- Bij gezonde paarden is een jaarlijkse controle tussen de 6-10 jaar voldoende, daarna worden halfjaarlijkse onderzoeken aanbevolen.

- Moderne tandonderzoeken maken gebruik van hoog-resolutie camera's voor gedetailleerde documentatie.

- Het 'floaten' verwijst naar het professioneel afschuren van scherpe tandranden.

- De kernvaccinaties vormen de basis van de vaccinatiebescherming en beginnen in de veulenleeftijd.

- Wedstrijdpaarden hebben een halfjaarlijks vaccinatieschema nodig voor bepaalde aandoeningen.

- 20% van de paarden in een kudde draagt 80% van de totale parasitaire belasting.

- De fecale ei-telling (FEC) classificeert paarden in laag (<200 EPG), gematigd (200-500 EPG) en hoog (>500 EPG).

- De Fecal Egg Reduction Count Test (FERCT) controleert de effectiviteit van ontwormingsbehandelingen.

- Veulens krijgen hun eerste ontworming op twee maanden, gevolgd door verdere behandelingen in de vierde en zesde maand.

- De American Association of Equine Practitioners raadt ontwormingen pas aan bij 200-500 EPG bij volwassen paarden.

- De beslagcyclus bij normaal gebruikte rijpaarden ligt tussen de 6-8 weken.

- Sportpaarden hebben vaak kortere intervallen tussen de hoefverzorgingen nodig.

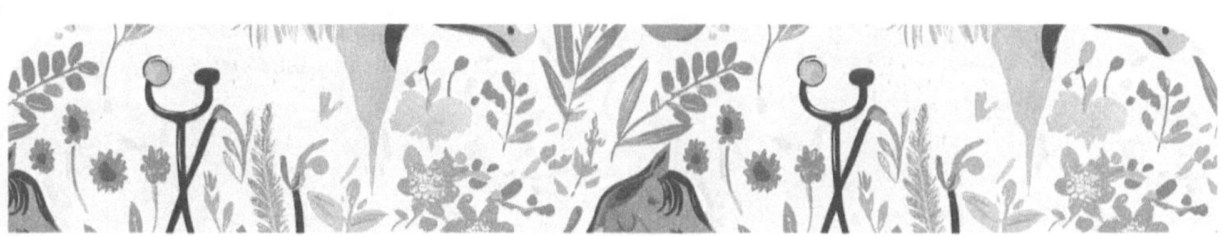

Terugblik - 3. Medische basiszorg

- Een goed uitgeruste stalapotheek bevat naast verbandmateriaal ook kleurende en niet-kleurende desinfectiemiddelen voor optimale wondcontrole.

- Instant-koudecompressen en herbruikbare koelpacks in verschillende maten zijn essentieel voor de eerste hulp bij verwondingen.

- Medicijnen moeten worden opgeslagen in een afsluitbare, droge en koele kast en maandelijks op vervaldatums worden gecontroleerd.

- Fenolische desinfectiemiddelen blijven ook in de aanwezigheid van organisch materiaal zoals mest of stro effectief.

- De vroegere gebruikelijke praktijk van routinematige ontworming om de zes weken wordt tegenwoordig als verouderd beschouwd - in plaats daarvan vindt een geïndividualiseerde behandeling plaats op basis van mestonderzoeken.

- Ongeveer 20% van de paarden in een kudde draagt 80% van de totale parasietenlast.

- De eerste tandcontrole vindt al plaats bij pasgeboren veulens, gevolgd door verdere onderzoeken op de leeftijd van drie maanden en halfjaarlijkse controles tot het vijfde levensjaar.

- Malocclusies kunnen niet alleen leiden tot problemen bij het opnemen van voedsel, maar ook tot gedragsafwijkingen tijdens het rijden.

- Bij de vaccinatiepreventie wordt onderscheid gemaakt tussen kern- en risicogebaseerde vaccinaties, waarbij wedstrijdpaarden een halfjaarlijks vaccinatieschema nodig hebben.

- De hoefverzorging door een gekwalificeerde hoefsmid vindt bij sportpaarden in kortere intervallen plaats dan bij normaal gebruikte rijpaarden.

- Terwijl de medische basiszorg de basis vormt voor de gezondheid van het paard, speelt de trainingsfysiologie een cruciale rol voor optimale prestaties.

4. Trainingsfysiologie

De trainingsfysiologie vormt de wetenschappelijke basis voor de systematische ontwikkeling en het behoud van de gezondheid van paarden. Hoe kan de enorme aanpassingsvermogen van het equine organisme optimaal worden benut? Welke rol spelen de verschillende lichaamssystemen en hun complexe interactie daarbij? Van gerichte spierontwikkeling tot de coördinatie van bewegingspatronen en balans - het begrip van de onderliggende fysiologische processen stelt ons in staat om de training nauwkeurig te sturen en daarbij rekening te houden met de individuele behoeften van het paard. Welke trainingsprikkels leiden tot de gewenste aanpassingen? Hoe kunnen overbelasting en blessures worden voorkomen? De moderne trainingsfysiologie verbindt traditioneel kennis met de nieuwste wetenschappelijke inzichten. Het biedt de basis voor een systematische trainingsplanning en effectieve blessurepreventie. De volgende hoofdstukken belichten de verschillende aspecten van de trainingsfysiologie en tonen aan hoe deze kennis winstgevend kan worden toegepast in de praktische omgang met paarden.

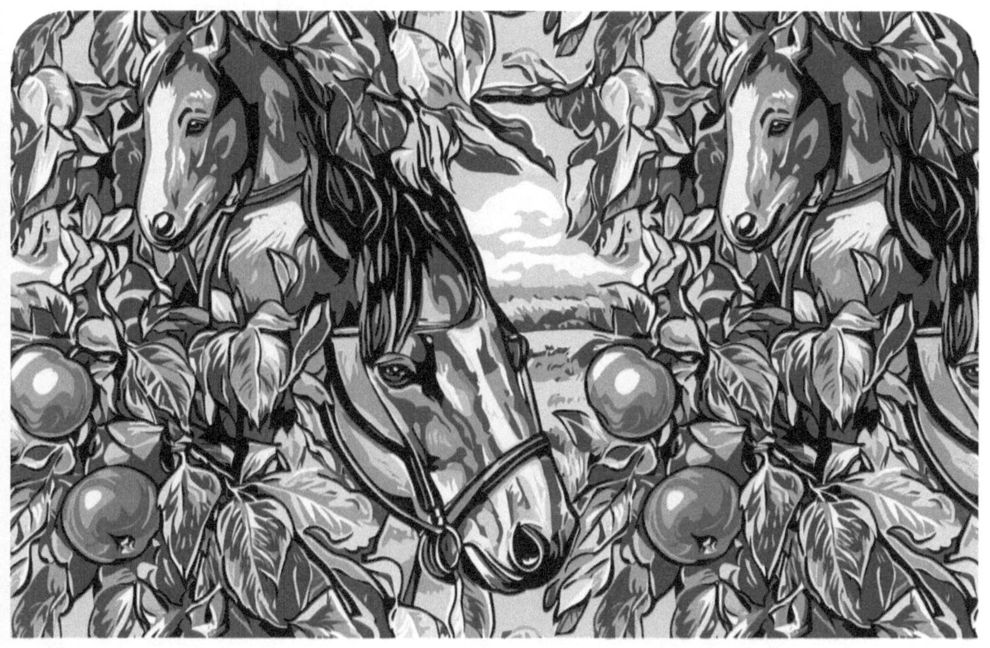

4. 1. Spieropbouw

Hoe ontwikkelt spierweefsel zich bij het paard en welke factoren beïnvloeden de spiergroei? Welke rol spelen training, voeding en herstel daarbij? Deze vragen houden zowel paardeneigenaren als trainers bezig, want een gezond en goed ontwikkeld spierstelsel is de basis voor de prestaties en gezondheid van het paard. De spieropbouw bij het paard is een complex fysiologisch proces dat veel meer omvat dan alleen regelmatig trainen. Het is gebaseerd op de interactie van verschillende biologische mechanismen - van eiwitsynthese tot hormonale regulatie. Het begrijpen van deze basisprincipes maakt het mogelijk om trainingsmethoden en herstelperiodes optimaal op elkaar af te stemmen. Het huidige onderzoek levert steeds nieuwe inzichten op over de moleculaire processen bij spieropbouw en opent innovatieve benaderingen voor effectieve trainingsconcepten. Deze wetenschappelijke basis vormt de fundering voor een systematische en duurzame spierontwikkeling bij het paard.

„*Voor spieropbouw zijn 2-5 sets per oefening met 5-15 herhalingen optimaal.*"

4. 1. 1. Trainingsbasis

en systematische trainingsopbouw vormt de basis voor een succesvolle spieropbouw. Het is essentieel om te beginnen met een duidelijk gedefinieerd <u>SMART</u>-doel - een doel dat specifiek, meetbaar, haalbaar, relevant en tijdgebonden is [s170]. Dit kan bijvoorbeeld betekenen dat je binnen drie maanden het gewicht bij squats met 20 kilogram verhoogt. Krachttraining, ook wel weerstandstraining genoemd, is de centrale trainingsmethode waarbij spieren tegen een externe weerstand werken [s171]. Deze weerstand kan verschillende vormen aannemen - van het eigen lichaamsgewicht tot halters en weerstandsbanden. Voor beginners is het aan te raden om te beginnen met een full-body training, die 2-3 keer per week wordt uitgevoerd [s170]. Een praktisch voorbeeld van een trainingsschema zou er als volgt uitzien: maandag en donderdag full-body training, zaterdag optioneel een derde sessie als het herstel dit toelaat. De optimale trainingsstructuur volgt duidelijke richtlijnen: per training moeten 4-6 oefeningen worden gekozen die alle belangrijke spiergroepen aanspreken [s171]. Een effectieve training moet minimaal één oefening voor de dijen, billen, borst, schouders, triceps, rug en biceps bevatten [s170]. Concreet zou dit kunnen betekenen: squats voor benen en billen, bankdrukken voor borst en triceps, pull-ups voor rug en biceps, en schouderdrukken voor de schouderspieren. Wat betreft de trainingsintensiteit geldt: voor spieropbouw zijn 2-5 sets per oefening met 5-15 herhalingen optimaal [s170]. De belasting moet aanvoelen als een "8 van 10" op de inspanningschaal [s171]. Voor beginners is het raadzaam om te beginnen met een lagere intensiteit (3-4 van 10) en deze geleidelijk te verhogen. De pauzetijden tussen de sets spelen een belangrijke rol en variëren afhankelijk van het aantal herhalingen: bij 1-3 herhalingen zijn 3-5 minuten pauze nodig, bij 8-12 herhalingen zijn 1-2 minuten voldoende [s170]. Een praktische tip: gebruik de pauzetijden om je trainingsprestaties te documenteren, zodat je de voortgang kunt volgen. Het principe van progressieve overbelasting is fundamenteel voor continue vooruitgang [s172]. Dit betekent dat de trainingsbelasting systematisch moet worden verhoogd - of het nu gaat om meer gewicht, extra herhalingen of kortere pauzes. Een concreet voorbeeld: als je bij een oefening probleemloos 12 herhalingen kunt maken, verhoog dan bij de volgende training het gewicht met 2,5-5%. Herstel is een vaak onderschat aspect van training. Elke spiergroep heeft minimaal 48 uur rust nodig [s172], omdat de daadwerkelijke spieropbouw in de herstelperiode plaatsvindt [s173]. Praktisch betekent dit: train dezelfde spiergroep niet op opeenvolgende dagen en zorg voor voldoende slaap. Een succesvol trainingsprogramma vereist regelmatige aanpassingen en evaluaties [s174]. Documenteer je training gedetailleerd en controleer elke 4-6 weken je voortgang. Bij uitblijvende vooruitgang of plateaus moet je variaties aanbrengen [s172] - bijvoorbeeld door de volgorde van oefeningen te veranderen, nieuwe oefeningen toe te voegen of het aantal herhalingen aan te passen. Bij onverwachte pijn of ongemak is het belangrijk om de trainingsintensiteit te verlagen [s171]. Een tijdelijke achteruitgang is beter dan een trainingsgerelateerde blessure die kan leiden tot een langere gedwongen pauze.

Woordenlijst

SMART

Een acroniem uit het projectmanagement dat staat voor Specific (Specifiek), Measurable (Meetbaar), Achievable (Haalbaar), Relevant (Relevant) en Time-bound (Tijdgebonden). Deze methode helpt bij het formuleren van doelen op een precieze en realistische manier.

4. 1. 2. Gymnastiek

e gymnastiek van het paard is een fundamenteel onderdeel voor gerichte spieropbouw en het verbeteren van de algemene fitheid [s175]. Het omvat verschillende trainingsmethoden die systematisch op elkaar voortbouwen en zowel de fysieke als de mentale ontwikkeling van het paard bevorderen. Een effectief gymnastiekprogramma begint met de basiswerkzaamheden in stap. Deze gang is uitstekend geschikt om houdingsfouten te corrigeren en het neuromusculaire systeem opnieuw te programmeren [s176]. Praktisch betekent dit dat u uw paard eerst 15-20 minuten in stap moet laten werken, waarbij u vooral let op een gelijkmatige aanleuning en actieve ondertrede van de achterbenen. Het werk in draf vormt de volgende stap en is bijzonder effectief voor het verbeteren van de cardiovasculaire fitheid en de spiertonus [s176]. Hierbij moet u ervoor zorgen dat uw paard in een gelijkmatig ritme werkt en de draffasen in het begin niet langer dan 5-10 minuten duren. Een praktische tip is de integratie van hellingswerk: het draven bergop bevordert de positieve rek van de hals en de gymnastiek van de rug- en achterhandspieren [s177]. Laterale oefeningen zoals schoudervoor en traversalen zijn belangrijke elementen voor de zijwaartse buigzaamheid en spierontwikkeling [s178]. Begin deze oefeningen eerst in stap en verhoog de eisen geleidelijk. Een beproefde methode is het dubbellongen, dat de soepelheid en de impuls van het paard verbetert [s178]. Hierbij moet het paard eerst aan de lange longe in beide richtingen worden gewerkt, voordat complexere figuren worden toegevoegd. Het werken met cavalletti is een uiterst effectieve manier om gerichte spierversterking te bereiken [s176]. Begin met enkele stangen in stap en verhoog geleidelijk het aantal en de hoogte van de cavalletti. Een typisch opbouwprogramma zou er als volgt uit kunnen zien: Week 1-2: 4-6 stangen in stap, Week 3-4: overgang naar draf over 4 stangen, vanaf Week 5: verhoging van het aantal naar 6-8 stangen. Het monitoren van de hartslag is een belangrijk instrument voor het controleren van de trainingsintensiteit [s179]. Na intensieve werkperiodes moet de hartslag binnen 2-3 minuten normaliseren naar 60-64 slagen per minuut. Als dit niet het geval is, moet de trainingsintensiteit worden aangepast.

Voor de ontwikkeling van de springmusculatuur is gymnastisch springen een sportartspecifieke methode die zowel de spierkracht als de mentale en fysieke behendigheid verbetert [s180]. Begin met enkele kleine sprongen en bouw geleidelijk combinaties op. Herstel speelt een centrale rol bij de gymnastiek [s181]. Plan na intensieve training voldoende herstelperiodes in. Een uitgebalanceerd trainingsschema zou er als volgt uit

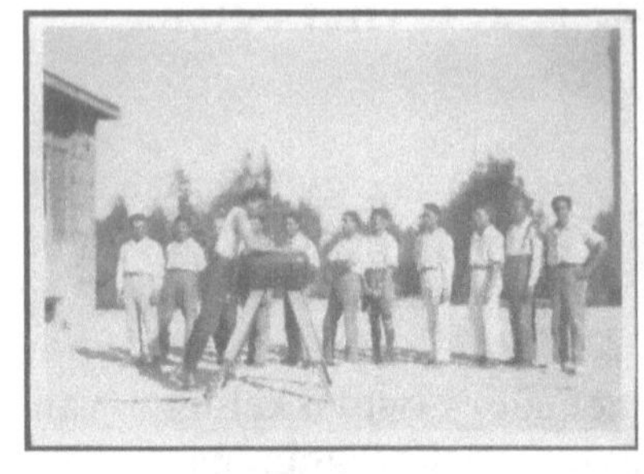

gymnastisch springen [i62]

kunnen zien: Dag 1: Dressuurwerk met laterale oefeningen, Dag 2: Cavaletti-training, Dag 3: lichte beweging of pauze, Dag 4: conditiewerk in de bergen, Dag 5: gymnastisch springen. De regelmatige documentatie van de trainingsvoortgang is essentieel [s179]. Noteer hartslagen, hersteltijden en kwalitatieve observaties van de bewegingskwaliteit. Dit maakt een objectieve beoordeling van de ontwikkeling mogelijk en helpt bij het aanpassen van het trainingsprogramma.

Woordenlijst

cardiovasculair

Verwijst naar het hart (cardio) en de bloedvaten (vasculair) en hun interactie in het lichaam

Cavalletti

Speciale grondstangen op houders die in hoogte verstelbaar zijn en in de paardentraining worden gebruikt ter verbetering van takt, coördinatie en bewegingsverloop

neuromusculair

Beschrijft de interactie tussen zenuwen en spieren bij de bewegingssturing

Traversale

Een zijwaartse beweging van het paard, waarbij het zich op twee hoefslaglijnen voorwaarts-zijwaarts beweegt, waarbij het lichaam in bewegingsrichting gebogen is

4. 1. 3. Krachtopbouw

e krachtopbouw bij het paard is een complex fysiologisch proces dat op moleculair niveau door verschillende mechanismen wordt aangestuurd. De spierhypertrofie, oftewel de vergroting van de spiervezels, vindt voornamelijk plaats door de toename van eiwitfilamenten in de spiercellen [s182]. Hierbij spelen twee soorten hypertrofie een belangrijke rol: de myofibrillaire en de sarkoplasmatische hypertrofie [s182]. Een cruciale factor voor de krachtopbouw is het eiwit myostatine, dat als natuurlijke regulator van de spiergroei fungeert [s183]. Studies hebben aangetoond dat de myostatine-expressie na gerichte training significant afneemt, wat leidt tot een verhoogde vergroting van de spiervezels. Dit is bijzonder interessant voor de praktische trainingsopzet, aangezien verschillende genotypen verschillend op training reageren [s183]. Een individueel aangepast trainingsprogramma is daarom van groot belang. De ontwikkeling van de rugspieren vertoont verschillende tijdsfases: al in de kortetermijnperiode kan een hypertrofie van bepaalde rugspieren worden aangetoond. Na ongeveer 30 dagen van continue training neemt de totale dwarsdoorsnede van de rugspieren aan beide zijden van het lichaam progressief toe [s184]. Een praktische benadering zou zijn om de training in blokken van 4 weken te plannen en de ontwikkeling door regelmatige metingen van de spieromtrekken te documenteren. Voor een effectieve krachtopbouw is voeding van fundamenteel belang. De spiereiwitten worden opgebouwd uit aminozuren, waarbij vooral de essentiële aminozuren methionine, lysine en threonine een sleutelrol spelen [s185]. Een praktische tip is de gerichte voeding van deze voedingsstoffen in de tijd rond de training. Bijvoorbeeld, het paard zou ongeveer 1-2 uur voor de training een eiwitrijke maaltijd moeten krijgen. De bovenlijn van het paard verdient bijzondere aandacht, omdat deze bepalend is voor de draagkracht en bewegingskwaliteit [s186]. Een zwakke bovenlijn kan verschillende oorzaken hebben, van gebrek aan beweging tot spijsverteringsproblemen. Om hier gericht tegen te sturen, is een holistische benadering aan te raden: naast de training moeten ook de spijsverteringsgezondheid en de eiwitvoorziening worden geoptimaliseerd. Een praktisch voorbeeld zou de integratie van bergopwaarts werk zijn in combinatie met een aangepaste eiwitsuppletie. De activatie van satellietcellen speelt een belangrijke rol bij de spierhypertrofie [s183]. Deze wordt gestimuleerd door gerichte training, waarbij de intensiteit en frequentie van de belasting zorgvuldig gedoseerd moeten worden. Een beproefd trainingsprotocol zou er als volgt uitzien: drie trainingseenheden per week met progressieve verhoging van de intensiteit, waarbij tussen de intensieve eenheden minstens één dag pauze moet zijn. De spierontwikkeling vereist tijd en geduld [s186]. Afhankelijk van de uitgangstoestand van het paard kunnen de vorderingen verschillend snel zichtbaar worden. Belangrijk is een regelmatige documentatie van de ontwikkeling, bijvoorbeeld door foto's vanuit verschillende perspectieven of metingen van de spieromtrekken. Deze documentatie helpt niet alleen bij de succescontrole, maar maakt ook een gerichte aanpassing van het trainingsprogramma mogelijk. Naast de eiwitvoorziening spelen ook vitamines en antioxidanten een belangrijke rol, vooral tijdens en na intensieve trainingseenheden [s185]. Een uitgebalanceerd voedingsconcept moet daarom naast hoogwaardige eiwitten ook deze micronutriënten in voldoende hoeveelheid bieden. In de praktijk betekent dit bijvoorbeeld de toevoeging van vitamine E en selenium ter ondersteuning van de spierherstel.

Woordenlijst

myofibrillaire

Verwijst naar de contractiele elementen van de spier die
verantwoordelijk zijn voor de daadwerkelijke krachtontwikkeling.

Myostatine

Een lichaamseigen eiwit dat als groeiremmende factor voor de
spieren werkt en genetisch verschillend sterk kan zijn.

sarkoplasmatische

Verwijst naar de vloeistof binnen de spiercel die belangrijke
voedingsstoffen en energie opslaat.

Satellietcel

Speciale stamcellen in spierweefsel die indien nodig nieuwe
spiercellen kunnen vormen en belangrijk zijn voor de spierherstel.

Spierhypertrofie

Een natuurlijk aanpassingsproces van de spier, waarbij de dikte van
de individuele spiervezels door verhoogde opslag van eiwitten
vergroot.

4. 1. 4. Regeneratie

De regeneratie is een complex fysiologisch proces dat van cruciaal belang is voor de succesvolle spieropbouw en de prestaties van het paard. Het verloopt in verschillende fasen en kan door gerichte maatregelen worden geoptimaliseerd [s187]. Het regeneratieproces na intensieve training of blessures bestaat uit drie hoofdfasen: de ontstekingsfase, de regeneratiefase en de remodelleringsfase [s187]. Bijzonder belangrijk is de naleving van voldoende hersteltijd - een enkele dag tussen intensieve trainingseenheden is aantoonbaar niet voldoende om een volledige weefselgenezing te waarborgen [s188]. Een praktische benadering is hier de integratie van minstens twee rustdagen na intensieve trainingseenheden. Voeding speelt een sleutelrol in de regeneratiefase. L-Carnitine-suppletie heeft zich als bijzonder effectief bewezen om de hersteltijd te verkorten en een snellere terugkeer naar de training mogelijk te maken [s188]. Een concreet voorbeeld van suppletie zou de toediening van L-Carnitine ongeveer 30 minuten voor de training en direct na de belasting zijn. Moderne regeneratieve therapieën bieden veelbelovende mogelijkheden ter ondersteuning van de genezingsprocessen. Drie hoofdmethoden hebben zich daarbij bijzonder bewezen [s189]: 1. Bloedplaatjesrijk plasma (PRP): Deze therapie verbetert de celmigratie en -proliferatie en optimaliseert de matrixsynthese. In de praktijk wordt het vaak toegepast bij peesblessures. 2. Interleukine-1-receptor-antagonisten-eiwit: Deze behandeling vermindert ontstekingsprocessen en is bijzonder geschikt bij degeneratieve gewrichtsaandoeningen. 3. Stamceltherapie: Het ondersteunt de regeneratie van beschadigd weefsel door ontstekingen te verminderen en de vorming van nieuwe bloedvaten te bevorderen. Een innovatieve methode ter ondersteuning van de weefselregeneratie is de hele lichaamstrillingen [s187]. Deze therapievorm verbetert de doorbloeding en versnelt het genezingsproces. Een praktisch toepassingsvoorbeeld zou een 10 minuten durende vibratietherapie na de training zijn, gevolgd door een lichte massage. Voor de optimale revalidatie na blessures of intensieve trainingsfasen is een gestructureerd programma aan te raden dat rust en gerichte oefeningen combineert [s190]. De combinatie van regelmatige massage en het gebruik van spieropbouwpreparaten kan de revalidatietijd aanzienlijk verkorten. Recente onderzoeken tonen interessante ontwikkelingen op het gebied van peptidtherapie [s191]. In te spuiten peptiden kunnen vooral bij oudere paarden de spierregeneratie verbeteren door de immuunrespons te versterken en pro-fibrotische processen te remmen. Deze behandeling dient echter alleen in overleg met een dierenarts te worden uitgevoerd. Een vaak onderschat aspect van regeneratie is de kwaliteit van de weefselgenezing. Een gebrekkige remodellering kan leiden tot willekeurig georiënteerde weefselcellen, wat de structurele sterkte en elasticiteit van het weefsel beïnvloedt [s187]. Om dit te voorkomen, is een geleidelijke en gecontroleerde herstart van de training essentieel. De combinatie van verschillende regeneratieve therapieën kan de genezingsresultaten verder verbeteren. Bijvoorbeeld, de combinatie van PRP-behandeling met extracorporale schokgolftherapie toont veelbelovende resultaten door de verhoogde afgifte van groeifactoren [s189].

Woordenlijst

L-Carnitine
Een lichaamseigen stof die helpt bij het transport van vetzuren naar de mitochondriën en daardoor de energieproductie uit vetten ondersteunt.

Peptidtherapie
Een behandelingsmethode met korte eiwitketens die gericht bepaalde stofwisselingsprocessen in het lichaam kunnen beïnvloeden.

Bloedplaatjesrijk plasma
Een bloedcomponent die door centrifugatie wordt verkregen en een hoge concentratie van bloedplaatjes bevat. Deze zijn rijk aan groeifactoren en kunnen de genezing versnellen.

Samenvatting - 4. 1. Spieropbouw

* De trainingsintensiteit voor optimale spieropbouw ligt tussen de 2-5 sets met 5-15 herhalingen en een subjectieve belasting van 8/10. Bij 1-3 herhalingen zijn 3-5 minuten pauze nodig, bij 8-12 herhalingen zijn 1-2 minuten voldoende. Elke spiergroep heeft minimaal 48 uur herstel nodig voor effectieve spieropbouw. De hartslag zou zich na intensieve sessies binnen 2-3 minuten moeten normaliseren naar 60-64 slagen. Spierhypertrofie vindt plaats door myofibrillaire en sarkoplasmatische mechanismen. Het eiwit Myostatine fungeert als een natuurlijke regulator van spiergroei. Na 30 dagen continu trainen neemt de totale dwarsdoorsnede van de rugspieren progressief toe. De aminozuren Methionine, Lysine en Threonine spelen een sleutelrol bij spieropbouw. De activatie van satellietcellen is essentieel voor spierhypertrofie. L-Carnitine-suppletie verkort aantoonbaar de hersteltijd. Bloedplaatjesrijk plasma (PRP) verbetert de celmigratie en matrixsynthese. De combinatie van PRP met schokgolftherapie versterkt de afgifte van groeifactoren.

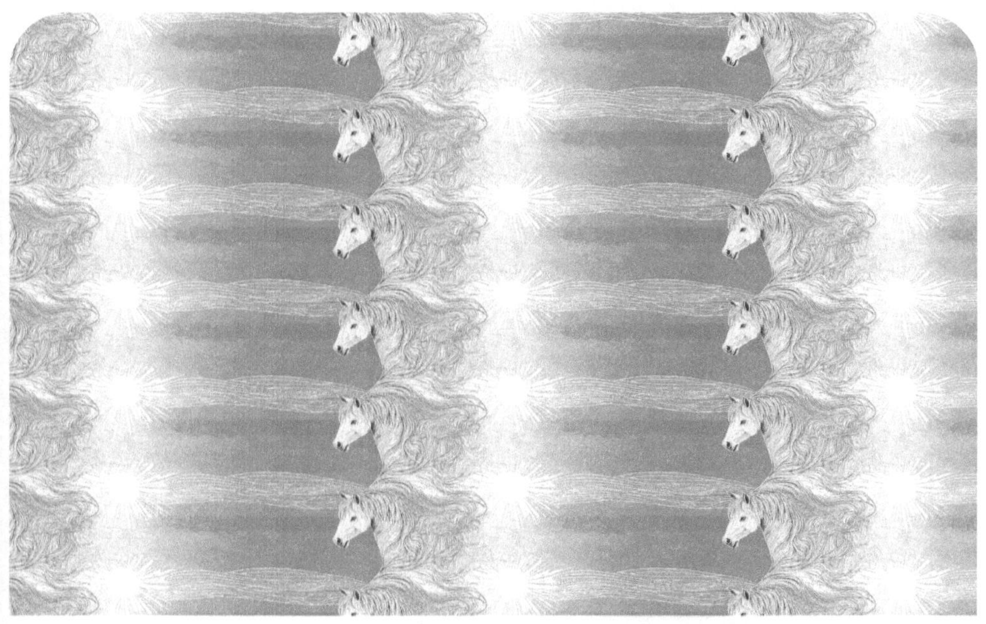

4. 2. Bewegingsleer

e bewegingsleer bij het paard roept fascinerende vragen op: Hoe coördineert een paard zijn complexe bewegingspatronen? Welke biomechanische principes stellen het in staat om tussen verschillende gangen te wisselen? En hoe ontwikkelt zich de gevoelige interactie tussen spieren, zenuwstelsel en skelet? De wetenschappelijke studie van de equine bewegingspatronen heeft de afgelopen jaren aanzienlijke vooruitgang geboekt. Van de ontdekking van genetische factoren tot het begrip van neurologische sturingsprocessen - de kennis over de bewegingsfysiologie van het paard groeit gestaag. Toch blijven veel aspecten, vooral op het gebied van coördinatieve afstemming en balansregulatie, nog te onderzoeken. Voor paardeneigenaren, trainers en dierenartsen is het begrip van de bewegingsleer van essentieel belang. Het vormt de basis voor diervriendelijk trainen, effectieve therapie en preventieve gezondheidszorg. De volgende secties belichten de belangrijkste aspecten van de equine bewegingsleer en tonen aan hoe deze kennis in de praktijk kan worden toegepast.

„Bij gemiddelde snelheden vertonen paarden een grote variatie in bewegingspatronen - van het diagonale patroon in de draf tot het laterale patroon in de stap."

4. 2. 1. Gangarten

e gangarten van het paard zijn complexe, ritmische bewegingspatronen die worden gekenmerkt door een precieze coördinatie van de ledematen en het hele lichaam [s192]. In wezen wordt er onderscheid gemaakt tussen symmetrische en asymmetrische gangarten, waarbij de stap, draf en tölt tot de symmetrische gangarten behoren, terwijl de galop tot de asymmetrische gangarten wordt gerekend [s192]. Een volledige bewegingscyclus bestaat uit verschillende fasen: de standfase, waarin de hoef contact met de grond heeft, de swingfase en de <u>suspensiefase</u> [s193]. Bij de standfase maken experts onderscheid tussen een initiële vertragingfase en een daaropvolgende aandrijffase, die aan de middelstandpositie kan worden gescheiden [s193]. Een ervaren ruiter kan deze fasen duidelijk voelen en moet ze in de training van het paard in overweging nemen. Elk gezond paard beheerst de basisgangarten stap (langzaam) en galop (snel) [s194]. Interessant is dat er bij gemiddelde snelheden een grote variatie in bewegingspatronen te zien is - van het diagonale patroon in draf tot het laterale patroon in stap [s194]. Bij de beoordeling van de gangkwaliteit speelt de temporele coördinatie van de hoefvolgorde een cruciale rol [s195]. Ruiters en trainers moeten vooral letten op de regelmaat van de voetvolgorde. Een bijzonderheid zijn de zogenaamde gangdieren, die zich onderscheiden door extra gangarten bij gemiddelde snelheid [s194]. Een kenmerk van deze speciale gangarten is de "drievoetsteun" - een moment waarop drie hoeven gelijktijdig contact met de grond hebben [s194]. Deze vaardigheid is genetisch bepaald en wordt aangestuurd door centrale patroon-generatoren in het ruggenmerg [s194]. De genetische component van de gangarten is verder opgehelderd door de ontdekking van de <u>DMRT3-mutatie</u> [s196]. Deze mutatie speelt een belangrijke rol bij de ontwikkeling van verschillende paardenrassen met speciale gangarten [s196]. Fokkers kunnen tegenwoordig door genetische tests gericht selecteren op bepaalde gangveranlagingen [s194]. Voor de praktische omgang met paarden is het begrip van de stapparameters essentieel. De stapfrequentie wordt gemeten in stappen per seconde of Hertz [s192]. Bij de training moet men in gedachten houden dat de nauwkeurigheid van de bewegingspatronen afneemt naarmate de snelheid toeneemt [s195]. Dit is vooral relevant bij het werken met jonge of onervaren paarden. Alternatieve gangarten zoals pace of verschillende vormen van ambling vertonen specifieke voetvalpatronen [s196]. Bij pace bewegen de benen aan één kant van het lichaam synchroon, terwijl bij draf de diagonale beenparen samenwerken [s196]. Deze verschillen moeten in de training en het onderwijs in overweging worden genomen. Voor de gezondheid van het paard is het belangrijk om de natuurlijke bewegingspatronen te respecteren en te bevorderen. Het monitoren van de temporele stapparameters kan helpen om onregelmatigheden vroegtijdig te herkennen [s195]. Moderne technologieën zoals <u>inertialemeters</u> (IMU) ondersteunen de nauwkeurige analyse van de bewegingspatronen [s195]. Bijzondere aandacht moet worden besteed aan de ontwikkeling van de basisgangarten voordat speciale of kunstmatige gangarten worden getraind. De kwaliteit van de beweging komt vooral tot uiting in de regelmaat en harmonie van de stapvolgorde [s192]. Daarbij moet worden opgemerkt dat de stand- en swingfasen in een evenwichtige verhouding tot elkaar moeten staan [s193].

Woordenlijst

DMRT3-mutatie

Genetische verandering op chromosoom 23, die bekend staat als 'ganggen' en de mogelijkheid biedt om extra gangarten zoals tölt of pass uit te voeren.

Inertialemeter

Elektronische sensoren voor het meten van versnelling, rotatie en bewegingsrichting. Stellen de gedetailleerde analyse van de paardenbeweging mogelijk zonder videotechniek.

Suspensiefase

Fase in de bewegingscyclus van het paard waarin geen hoef contact met de grond heeft - ook wel zweeffase genoemd. Bijzonder duidelijk waarneembaar in draf en galop.

4. 2. 2. Coördinatie

De coördinatie bij het paard is een complex samenspel van verschillende systemen, dat veel verder gaat dan alleen spieractiviteit. Het is gebaseerd op de precieze samenwerking van de hersenen, het ruggenmerg en het bewegingsapparaat [s197]. Dit wordt bijzonder duidelijk bij de vloeiende overgangen tussen verschillende gangen, die een uiterst nauwkeurige afstemming van alle betrokken systemen vereisen. De posturale controle speelt hierbij een centrale rol. Het omvat verschillende sensorisch-motorische processen die verantwoordelijk zijn voor het evenwicht in zowel statische als dynamische situaties [s198]. Een paard moet bijvoorbeeld bij de overgang van stap naar draf zijn zwaartepunt continu aanpassen, wat alleen mogelijk is door een uitstekende coördinatie. Ruiters kunnen deze overgangen ondersteunen door eerst in de comfortzone van het paard te werken en de eisen geleidelijk te verhogen [s199]. De proprioceptie, oftewel de waarneming van de eigen lichaamshouding in de ruimte, is fundamenteel voor de coördinatieve prestaties. Een beperking van deze vaardigheid kan leiden tot aanzienlijke coördinatiestoornissen en krachtverlies [s200]. In de praktijk blijkt dit bijvoorbeeld wanneer een paard na een blessure weer opgebouwd moet worden. Hier is het raadzaam om te beginnen met eenvoudige coördinatie-oefeningen op stevige, vlakke ondergrond en pas geleidelijk de complexiteit te verhogen. Interessant is dat gangwisselingen niet alleen dienen voor energie-efficiëntie, maar ook voor stabiliteit. Wetenschappelijke onderzoeken hebben aangetoond dat de overgang van stap naar draf de robuustheid tegen laterale verstoringen verhoogt [s197]. Dit verklaart waarom paarden in oneffen terrein vaak de draf boven de stap verkiezen. Voor ruiters en trainers betekent dit dat ze bij het werken in het terrein deze natuurlijke neiging moeten respecteren en het paard de keuze van de gang moeten laten als het gaat om stabiliteit en veiligheid.

De coördinatie kan worden verbeterd door gerichte therapeutische interventies [s198]. Het is belangrijk om verschillende sensorische kanalen te stimuleren. In de praktijk hebben oefeningen met verschillende bodemstructuren, Cavaletti-werk of het rijden over grondbalken zich bewezen. Deze oefeningen bevorderen niet alleen de coördinatie, maar helpen ook om verborgen compensatiepatronen te

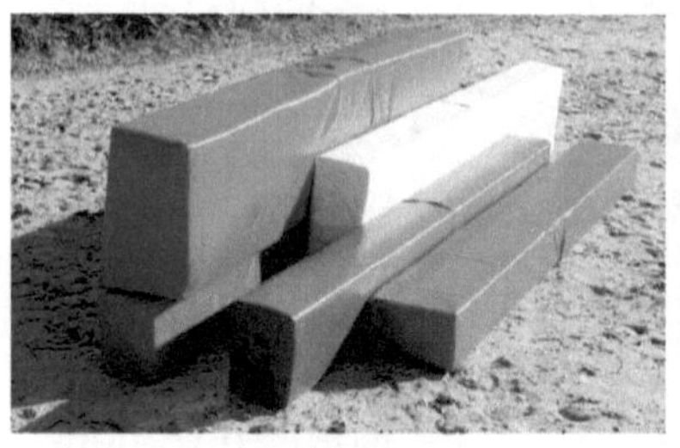

Cavaletti [i63]

herkennen en te corrigeren [s199]. Uit de basisgang "draf" kunnen door variatie in lichaamshelling en beenbelasting negen verschillende gangen worden ontwikkeld [s201]. Dit illustreert de enorme aanpassingsvermogen van het equine bewegingsapparaat. Voor de training betekent dit dat een geleidelijke ontwikkeling van de coördinatieve vaardigheden mogelijk is, waarbij altijd rekening moet worden gehouden met de individuele aanleg en fysieke conditie van het paard. De neurologische component van de coördinatie mag niet worden onderschat. Stoornissen in de signaaloverdracht tussen de hersenen en de spieren kunnen de coördinatieve prestaties aanzienlijk beïnvloeden [s200]. Regelmatige veterinaire controles zijn daarom essentieel om neurologische problemen vroegtijdig te herkennen en te behandelen. Voor de praktische omgang met paarden betekent dit dat een systematische opbouw van de coördinatieve vaardigheden onmisbaar is. Hierbij moet worden gewerkt volgens het principe "van licht naar zwaar" en "van eenvoudig naar complex". Het is vooral belangrijk om het paard voldoende tijd te geven voor de ontwikkeling van zijn coördinatieve vaardigheden en overbelasting te vermijden.

Woordenlijst

Cavaletti

Speciaal ontwikkelde grondstangen op lage bokken, die op
verschillende hoogtes kunnen worden ingesteld. Dienen als
trainingshulpmiddel ter verbetering van bewegingspatronen en
coördinatie.

posturaal

Verwijst naar de lichaamshouding en de controle daarvan. Een
systeem van reflexen en spieractiviteit dat de rechtopstaande positie
en het evenwicht van het lichaam reguleert.

Proprioceptie

Een zintuigsysteem dat via speciale receptoren in spieren, pezen en
gewrichten de positie en beweging van het lichaam in de ruimte
waarneemt. Bij het paard bijzonder belangrijk voor veilige
beweging en evenwicht.

4. 2. 3. Balans

De balans van een paard is fundamenteel voor zijn gezondheid, prestaties en de harmonieuze interactie met de ruiter. Een uitgebalanceerd paard kan zich efficiënt bewegen en is minder kwetsbaar voor blessures [s202]. De ontwikkeling en het behoud van de balans is een complex proces dat verschillende aspecten van de biomechanica en bewegingscontrole omvat. Een belangrijk principe is dat echte kracht alleen op de basis van stabiliteit kan worden opgebouwd. Wanneer een paard probeert zijn evenwicht te vinden of een scheve houding aanneemt, is het niet in staat om de soort kracht te ontwikkelen die leidt tot verbeterde prestaties [s202]. In de praktische uitvoering betekent dit dat er eerst aan de stabiliteit moet worden gewerkt voordat men zich op krachttraining richt. Dit kan worden bereikt door gerichte oefeningen voor voetplaatsing en controle van de wervelgewrichten. De biomechanica van het paard is gebaseerd op vier bewegingsdimensies die in een modern, paardvriendelijk trainingssysteem in overweging moeten worden genomen [s203]. Het is belangrijk dat de ruiter begrijpt hoe deze dimensies samenwerken. Een praktische benadering is om te beginnen met eenvoudige oefeningen voor gewichtsverplaatsing en deze geleidelijk verder te ontwikkelen naar complexere bewegingspatronen. De uitlijning van de ruiter speelt een cruciale rol in de balans van het paard. De schouders van de ruiter moeten ontspannen en recht boven het bekken zijn uitgelijnd [s204]. Een stabiele en rechte paardenrug vergemakkelijkt het de ruiter om zijn eigen positie waar te nemen. In de praktijk is het raadzaam om regelmatig de eigen zitpositie te controleren en deze indien nodig door gerichte oefeningen te verbeteren. Interessante inzichten komen uit de hippotherapie: de ritmische bewegingsimpulsen die van de paardenrug komen, stimuleren de posturale reflexmechanismen [s205]. Deze bevinding kan ook worden toegepast op de training van gezonde paarden. Door gerichte training kan de synchronisatie tussen de bewegingen van het paard en de ruiter worden verbeterd [s206], wat leidt tot een betere functionele mobiliteit. Het werken aan de soepelheid van het paard is een essentiële eerste stap naar het verbeteren van de rechtlijnigheid [s204]. Praktische oefeningen hiervoor kunnen aanvankelijk in stand worden uitgevoerd voordat ze in beweging worden overgebracht. Hierbij moet vooral gelet worden op de gelijkmatige belasting van beide lichaamshelften, aangezien asymmetrieën kunnen leiden tot een verminderde kernsterkte. Een belangrijk aspect van de balans is het lichaamsbewustzijn van het paard. Om stabiliteit te bereiken, heeft het paard een verbeterd bewustzijn en controle over zijn voetplaatsing nodig, evenals de mogelijkheid om de uitlijning van zijn wervelgewrichten tijdens de beweging te behouden [s202]. Dit kan worden bevorderd door specifieke grondwerk oefeningen waarbij het paard leert zijn voeten doelgericht te plaatsen en zijn lichaam bewust te controleren. De ontwikkeling van de balans moet systematisch en zonder tijdsdruk plaatsvinden. Wetenschappelijk onderzoek toont aan dat de stabiliteit verbetert met toenemende oefening, wat zich uit in een vermindering van de afwijkingen van het drukcentrum [s205]. Voor trainers en ruiters betekent dit dat ze hun paarden voldoende tijd moeten geven om nieuwe bewegingspatronen te ontwikkelen en te verankeren.

Woordenlijst

Biomechanica
De wetenschap die zich bezighoudt met de mechanische wetten in levende organismen. Bij paarden onderzoekt het de krachten en bewegingen die op botten, gewrichten en spieren inwerken.

posturale reflexmechanismen
Automatische lichaamsreacties die dienen voor het handhaven van de lichaamshouding en het evenwicht. Deze reflexen worden aangestuurd door zintuigen in het binnenoor, in spieren en gewrichten.

Samenvatting - 4. 2. Bewegingsleer

- De DMRT3-mutatie bepaalt in belangrijke mate het vermogen tot speciale gangarten zoals tölt of pace.

- Gangdieren kenmerken zich door een karakteristieke 'drievoetsteun' bij gemiddelde snelheid.

- De nauwkeurigheid van de bewegingspatronen neemt systematisch af met toenemende snelheid.

- De overgang van stap naar draf verhoogt aantoonbaar de robuustheid tegen laterale verstoringen.

- Uit de basisgangart 'draf' kunnen door variatie in de lichaamshelling negen verschillende gangarten worden ontwikkeld.

- De posturale controle omvat sensorisch-motorische processen voor statisch en dynamisch evenwicht.

- Een beperking van de proprioceptie leidt tot meetbaar krachtverlies en coördinatiestoornissen.

- De ritmische bewegingsimpulsen van de paardenrug stimuleren direct de posturale reflexmechanismen.

- Asymmetrieën in de beweging leiden tot een aantoonbare vermindering van de kernsterkte.

- De stabiliteit verbetert met toenemende oefening, meetbaar door verminderde afwijkingen van het drukpunt.

- Echte krachtontwikkeling is alleen mogelijk op basis van een stabiele balans, niet bij compensatiehoudingen.

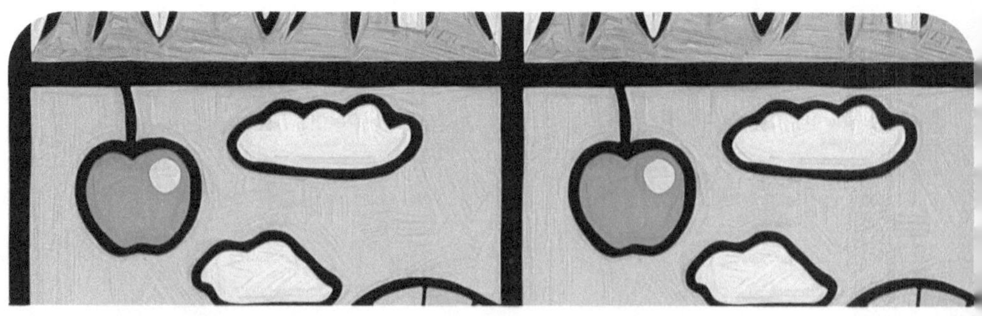

4. 3. Prestatieoptimalisatie

e optimalisatie van de sportieve prestaties bij paarden roept complexe vragen op: Hoe kan de training zo worden vormgegeven dat deze zowel effectief als gezondheidsbevorderend is? Welke fysiologische parameters moeten in overweging worden genomen om overbelasting te voorkomen? En hoe kan een systematische trainingsplanning bijdragen aan blessurepreventie? Wetenschappelijk onderzoek van de afgelopen jaren heeft aangetoond dat de prestatieoptimalisatie bij paarden een fijn afgestemd samenspel van belastingsturing, gestructureerde trainingsplanning en preventieve maatregelen vereist. Zowel meetbare parameters zoals hartslag en lactaatwaarden als de individuele constitutie van het paard spelen hierbij een cruciale rol. De uitdaging ligt in het vinden van de juiste balans tussen trainingsprikkels en herstel - een taak die gedegen kennis van trainingsfysiologische basisprincipes vereist. De volgende secties laten zien hoe moderne inzichten uit de sportfysiologie in de praktische trainingspraktijk kunnen worden geïntegreerd.

„De 80/20-regel stelt dat ongeveer 80% van de training in het laagintensieve bereik moet plaatsvinden om een duurzame prestatieontwikkeling te waarborgen.“

4. 3. 1. Belastingsbeheer

Professioneel belastingsbeheer is een centrale bouwsteen voor de duurzame prestatieontwikkeling en gezondheid van sportpaarden. Het is gebaseerd op de systematische monitoring en aanpassing van trainingsprikkels, waarbij zowel fysiologische als biomechanische parameters in overweging moeten worden genomen [s207]. Een fundamenteel principe van belastingsbeheer is de 80/20-regel, die stelt dat ongeveer 80% van de training in het laag-intensieve bereik moet plaatsvinden [s208]. Dit is bijzonder belangrijk voor de langetermijnontwikkeling van jonge paarden, waarbij te vroege overbelasting moet worden vermeden. Een praktisch voorbeeld hiervan zou de opzet van een typische trainingsweek zijn: van vijf trainingsdagen zouden er vier in het gematigde intensiteitsbereik moeten liggen, terwijl slechts één dag is gereserveerd voor hoogintensieve training. Hartfrequentiemonitoring speelt een centrale rol bij belastingsbeheer. Studies hebben aangetoond dat paarden met lagere hartfrequenties tijdens de opwarmfase en hogere maximale hartfrequenties tijdens intensieve belastingsfasen betere prestaties leveren [s209]. Voor trainers betekent dit concreet dat ze tijdens het opwarmen de hartfrequentie van hun paarden in de gaten moeten houden - idealiter ligt deze in de opwarmfase tussen 40-50% van de maximale hartfrequentie. Hartfrequentievariabiliteit (<u>HRV</u>) heeft zich bewezen als een belangrijke indicator voor trainingsbeheer [s210]. Trainers zouden de HRV-waarden van hun paarden regelmatig 's ochtends in rust moeten meten. Een duidelijke daling van de HRV kan wijzen op overbelasting en moet leiden tot een onmiddellijke vermindering van de trainingsintensiteit. Bij revalidatie na blessures is bijzondere aandacht vereist. Hier heeft het gebruik van dynamische ondersteuningssystemen zich bewezen, die een nauwkeurige controle van de belasting mogelijk maken [s211]. Deze systemen maken een geleidelijke verhoging van de belasting mogelijk, bijvoorbeeld door gecontroleerde beperking van de extensie van het kootgewricht tijdens verschillende bewegingsfasen. De monitoring van bloedlactaatwaarden heeft zich bewezen als een bijzonder betekenisvolle parameter voor de beoordeling van de trainingsaanpassing [s212]. Trainers zouden regelmatige lactaatmetingen moeten uitvoeren tijdens gestandaardiseerde belastingstests om de individuele anaerobe drempel van hun paarden te bepalen en de training dienovereenkomstig aan te passen. Een veelgemaakte fout in de trainingspraktijk is de onderschatting van tekenen van overtraining. Studies hebben aangetoond dat de fitheid van sportpaarden tijdens intensieve trainingsfasen kan afnemen [s213]. Trainers zouden daarom een systematische monitoring moeten opzetten die naast prestatieparameters ook gedragsveranderingen en hersteltijden in overweging neemt. Voor de praktische uitvoering is het aan te raden om een gedetailleerd trainingsdagboek bij te houden, waarin naast de objectieve meetwaarden ook subjectieve observaties worden vastgelegd [s207]. Dit maakt het mogelijk om langetermijntrends te herkennen en de training dienovereenkomstig aan te passen. Een beproefd schema is de wekelijkse evaluatie van de verzamelde gegevens met daaropvolgende trainingsaanpassing voor de komende week. De individuele aanpassingscapaciteit van de paarden moet hierbij bijzonder in overweging worden genomen. Interessant is dat studies aantonen dat paarden met aanvankelijk slechtere prestatieparameters vaak de grootste trainingsvoordelen kunnen behalen [s212]. Dit onderstreept het belang van een geduldige en systematische benadering van prestatieontwikkeling. Voor een optimale belastingsbeheer is het essentieel om zowel externe (bijv. trainingsomvang, intensiteit) als interne belastingparameters (bijv. hartfrequentie, <u>lactaatwaarden</u>) te registreren en in relatie tot elkaar te zetten [s207]. Dit maakt een nauwkeurige afstemming van de trainingsbelasting op de individuele fitheidstoestand van het paard mogelijk en helpt om de optimale balans tussen belasting en herstel te vinden.

Woordenlijst

Hartfrequentievariabiliteit
Tijdelijk interval tussen individuele hartslagen, dat inzicht geeft in de aanpassingscapaciteit van het hart en de interactie tussen sympathicus en parasympathicus

Lactaat
Stofwisselingsproduct dat ontstaat bij intensieve spieractiviteit zonder voldoende zuurstoftoevoer en kan leiden tot verzuring van de spieren

4. 3. 2. Trainingsplanning

en systematische trainingsplanning is fundamenteel voor de succesvolle prestatieontwikkeling van sportpaarden. De planning volgt het principe van periodisering, dat verschillende trainingscycli en -fases gestructureerd op elkaar laat aansluiten [s214]. De basis vormt de basistraining, die zich kenmerkt door langere, gematigde trainingseenheden. In deze fase ligt de focus op de ontwikkeling van de aerobe capaciteit en de opbouw van de basisuithoudingsvermogen [s215]. Een typische trainingsblok zou bijvoorbeeld uit drie eenheden van 45 minuten per week kunnen bestaan, waarbij het paard voornamelijk in draf en lichte galop wordt bewogen. Na de basisfase volgt een systematische verhoging door de integratie van specifieke trainingsprikkels. Hier komen steeds meer intervaltraining en gerichte tempo-eenheden aan bod [s216]. Een beproefde intervaltraining zou er als volgt uit kunnen zien: Na 15 minuten opwarmen volgen 4-6 intervallen van elk 2-3 minuten verhoogde intensiteit, onderbroken door telkens 3-4 minuten actieve herstel in stap. Bijzondere betekenis komt toe aan het concept van "Peaking", oftewel de gerichte vormbeheersing naar een wedstrijdhoogtepunt toe [s217]. Ongeveer twee weken voor belangrijke wedstrijden wordt een Tapering-fase ingeleid, waarin het trainingsvolume met 40-90% wordt verminderd, terwijl de intensiteit van de resterende eenheden hoog blijft. Deze strategie kan de wedstrijdprestatie met 3-6% verhogen. De Blockperiodisering heeft zich bewezen als een effectief concept, waarbij specifieke trainingsdoelen in geconcentreerde blokken worden behandeld [s214]. Een typische 4-wekenblok zou bijvoorbeeld aanvankelijk de nadruk op uithoudingsvermogen kunnen leggen, gevolgd door een week intensieve krachttraining, een week snelheidstraining en een herstelweek.

Voor de praktische uitvoering is een evenwichtige verhouding tussen belasting en herstel essentieel [s216]. Trainers moeten daarbij de volgende basisregels in acht nemen:
- Minimaal één volledige rustdag per week
- Afwisseling tussen intensieve en regeneratieve trainingseenheden
- Regelmatige controle van het herstelvermogen door observatie van gedrags patronen en vitale parameters

De integratie van mentale training in de trainingsplanning wint steeds meer aan belang [s216]. Hierbij kunnen bijvoorbeeld rustige ritten in de natuur of gerichte ontspanningsoefeningen tijdens de herstelperiodes worden ingebouwd. Een vaak onderschat aspect is de balans tussen kracht- en uithoudingstraining [s215]. Dit kan praktisch worden gerealiseerd door de integratie van heuvelwerk of gecontroleerde bergop-galopaden voor krachtontwikkeling, terwijl langere drafperiodes op vlak terrein dienen voor uithoudingontwikkeling.

De trainingsplanning moet ook rekening houden met de individuele behoeften en aanpassingscapaciteiten van het paard [s214]. Trainers moeten een gedetailleerd monitoringsysteem opzetten dat de volgende aspecten omvat:
- Dagelijkse documentatie van trainingsinhoud en -omvang
- Regelmatige registratie van prestatieparameters
- Protocollering van hersteltijden en gedragsafwijkingen

Voeding speelt een belangrijke ondersteunende rol in de trainingsplanning [s216]. Het voedingsplan moet worden aangepast aan de betreffende trainingsfase, waarbij in intensieve fasen de energiebehoefte dienovereenkomstig moet worden verhoogd. Voor de langdurige ontwikkeling is het belangrijk om regelmatige testeenheden in de planning op te nemen om het trainingssucces te controleren en indien nodig aanpassingen te maken. Deze tests moeten onder gestandaardiseerde voorwaarden worden uitgevoerd om vergelijkbare resultaten te verkrijgen.

Woordenlijst

Blockperiodisering

Een modern trainingsconcept waarbij verschillende trainingsdoelen in geconcentreerde, opeenvolgende tijdsperiodes worden getraind, in plaats van meerdere vaardigheden parallel te ontwikkelen.

Peaking

Een trainingsmethode uit de topsport, waarbij door gerichte sturing van de trainingsbelasting het prestatieniveau precies op het gewenste moment wordt bereikt.

Tapering

Een trainingstechniek waarbij de trainingsbelasting voor een wedstrijd systematisch wordt verminderd om vermoeidheid te verminderen en optimale prestaties te bereiken.

4. 3. 3. Blessurepreventie

Blessurepreventie is een complex en belangrijk onderwerp in de paardensport, aangezien jaarlijks ongeveer 16% van de sportpaarden te maken heeft met significante zachte weefselblessures die leiden tot onderbrekingen in de training [s218]. Een systematische preventieve aanpak is daarom essentieel voor de langdurige gezondheid van de paarden. De biomechanik speelt een centrale rol bij blessurepreventie. Trainers moeten de specifieke eisen van hun discipline goed begrijpen, aangezien de meeste trainingsgerelateerde blessures bij correct biomechanisch begrip te voorkomen zijn [s219]. Een praktisch voorbeeld: Bij dressuurpaarden moet er bijzondere aandacht zijn voor de gelijkmatige belasting van beide lichaamshelften. Dit kan worden bereikt door regelmatig van hand te wisselen en uitgebalanceerde werkseenheden op beide handen uit te voeren. Herhaalde overbelasting is geïdentificeerd als de belangrijkste oorzaak van zachte weefselblessures [s218]. Dit ontstaat vaak door een combinatie van vermoeidheid, bestaande kreupelheden en ongunstige conformatie. Om dit tegen te gaan, is het aan te raden om cross-training in het trainingsschema op te nemen [s220]. Een effectief cross-trainingprogramma zou bijvoorbeeld kunnen bestaan uit een combinatie van dressuurwerk, gecontroleerde terreintraining en gymnastiekwerk aan de longe. De bodemgesteldheid speelt een cruciale rol bij blessurepreventie [s221]. Trainers moeten hun paarden systematisch aan verschillende ondergronden laten wennen [s220]. Een praktische aanpak zou zijn om de training als volgt te structureren: opwarmen op stevige, vlakke grond, hoofdwerkfase op de respectieve discipline-specifieke ondergrond en ontspanningsfase weer op stevige grond. Moderne technologieën bieden innovatieve mogelijkheden voor blessurepreventie. Vooral bij de preventie van spiercontracturen hebben schokgolftherapie, infrarood-thermografie en elektrotherapieën zich als effectief bewezen [s222]. Deze methoden moeten echter altijd in overleg met de behandelende dierenarts worden toegepast.

Een vaak onderschat aspect is het belang van de rompsterkte van het paard [s220]. Gerichte rompstabilisatie-training kan worden bereikt door specifieke oefeningen. Praktische oefeningen hiervoor zijn:
- Stangenwerk in stap en draf
- Cavaletti-training op verschillende afstanden
- Werk op een helling
- Achteruitrijden in een rechte lijn

De huisvestingsomstandigheden beïnvloeden het blessurerisico aanzienlijk. Studies tonen aan dat volledige stalhuisvesting het risico op zachte weefselblessures verhoogt [s218]. Een preventieve maatregel is het waarborgen van voldoende beweging ook buiten de training, idealiter door regelmatig weidegang of verblijf in een paddock.

Een uitgebreid preventieprogramma moet ook de regelmatige controle en verzorging van hoeven, tanden en uitrusting omvatten [s219]. Een praktisch controleplan zou er als volgt uit kunnen zien:
- Dagelijkse hoefcontrole voor en na de training
- Maandelijkse controle van de uitrusting op slijtage
- Halfjaarlijkse tandcontrole door de dierenarts
- Regelmatige aanpassing van het zadel

De ontwikkeling van opleidingsmodules voor trainers, eigenaren en dierenartsen is een belangrijk onderdeel van blessurepreventie [s221]. Deze moeten vooral het herkennen van vroege waarschuwingssignalen en het belang van preventieve maatregelen overbrengen. Een adequate opwarm- en afkoelfase is fundamenteel voor blessurepreventie [s219]. Een gestructureerd opwarmprogramma moet minimaal 15-20 minuten duren en geleidelijk de intensiteit verhogen. De afkoelfase moet vergelijkbaar lang zijn en eindigen met losse, rek- en strekoefeningen.

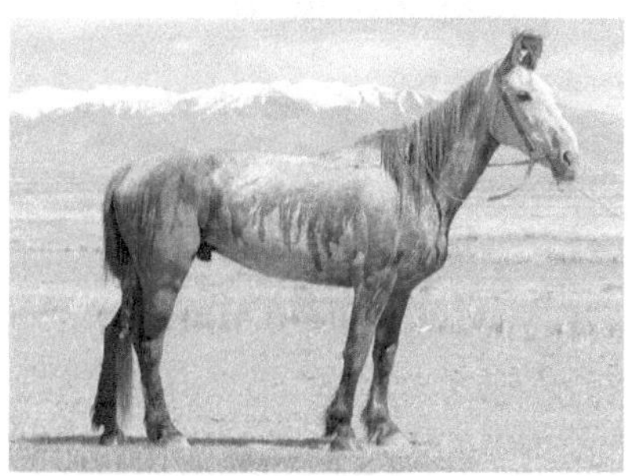

Conformatie [i64]

Woordenlijst

Conformatie
De fysieke bouw en het uiterlijk van een paard, vooral met betrekking tot de verhoudingen en de relatie van de lichaamsdelen tot elkaar.

Cross-training
Trainingsmethode die verschillende sporten of oefenvormen combineert om eenzijdige belasting te voorkomen en de algemene fitheid te verbeteren.

Thermografie
Beeldvormende techniek die temperatuurverschillen in het lichaam zichtbaar maakt en dient voor het opsporen van ontstekingen of doorbloedingstoornissen.

- De 80/20-regel stelt dat 80% van de training in het laagintensieve bereik moet plaatsvinden.
  Lagere hartfrequenties tijdens de warming-up correlateren met betere prestaties.
  Een duidelijke daling van de hartfrequentievariabiliteit wijst op overbelasting.
  Dynamische ondersteuningssystemen maken nauwkeurige belastingcontrole in de revalidatie mogelijk.
  Pony's met aanvankelijk slechtere prestatieparameters tonen vaak de grootste trainingsvoordelen.
  De taperfase vermindert het trainingsvolume 2 weken voor wedstrijden met 40-90%.
  Blokperiodisering concentreert specifieke trainingsdoelen in blokken van 4 weken.
  16% van de sportpaarden loopt jaarlijks significante zachte weefselblessures op.
  Crosstraining vermindert het blessurerisico door variatie in belastingvormen.
  Schokgolftherapie en infraroodthermografie hebben zich bewezen in de preventie van spiercontracturen.
  Pure stalhuisvesting verhoogt aantoonbaar het risico op zachte weefselblessures.
  De combinatie van vermoeidheid, bestaande kreupelheden en ongunstige conformatie is de belangrijkste oorzaak van zachte weefselblessures.

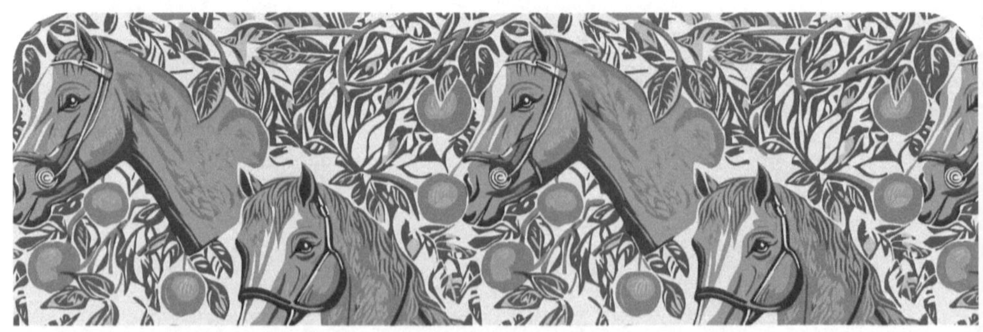

Terugblik - 4. Trainingsfysiologie

- Spierhypertrofie vindt plaats door een toename van eiwitfilamenten, waarbij myofibrillaire en sarkoplasmatische hypertrofie worden onderscheiden.

- Het eiwit Myostatin fungeert als een natuurlijke regulator van spiergroei en de expressie ervan neemt significant af na training.

- De rugspieren vertonen al na 30 dagen van continue training een progressieve toename van de totale dwarsdoorsnede.

- De activatie van satellietcellen speelt een belangrijke rol bij spierhypertrofie en wordt gestimuleerd door gerichte training.

- De hartslagvariabiliteit (HRV) heeft zich bewezen als een belangrijke indicator voor trainingssturing.

- Blokperiodisering maakt een geconcentreerde aanpak van specifieke trainingsdoelen in gedefinieerde tijdsblokken mogelijk.

- Ongeveer 16% van de sportpaarden heeft jaarlijks te maken met significante zachte weefselblessures.

- De DMRT3-mutatie speelt een belangrijke rol bij de ontwikkeling van verschillende paardenrassen met speciale gangen.

- De posturale controle omvat sensorisch-motorische processen voor evenwicht in statische en dynamische situaties.

- Proprioceptie is fundamenteel voor de coördinatieve prestaties en een verstoring ervan leidt tot coördinatiestoornissen.

- De overgang van stap naar draf verhoogt de robuustheid tegen laterale verstoringen.

- De integratie van cross-training in het trainingsschema vermindert het blessurerisico door eenzijdige belasting.

- Moderne technologieën zoals schokgolftherapie en infrarood-thermografie hebben zich bewezen in blessurepreventie.

- De taperfase voor wedstrijden met 40-90% verminderd trainingsvolume kan de prestatie met 3-6% verhogen.

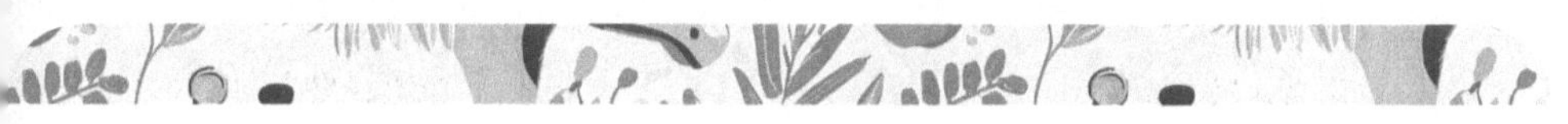

Gratis extra aanbiedingen gepland

We zijn verheugd u in de toekomst gratis aanvullende materialen voor dit boek te kunnen aanbieden:

- Een exclusief bonushoofdstuk met extra inhoud
- Een compacte samenvatting van het hele boek in PDF-formaat

De publicatie van deze materialen staat gepland voor januari 2025.
U bent van harte welkom om onze website vandaag al te bezoeken. Zodra onze nieuwsbriefservice start (verwacht in januari 2025), kunt u zich daar registreren voor updates en mist u geen nieuws over de gratis extra aanbiedingen.

SaageBooks.com/nl/paardengezondheid-bonus-DB68XR

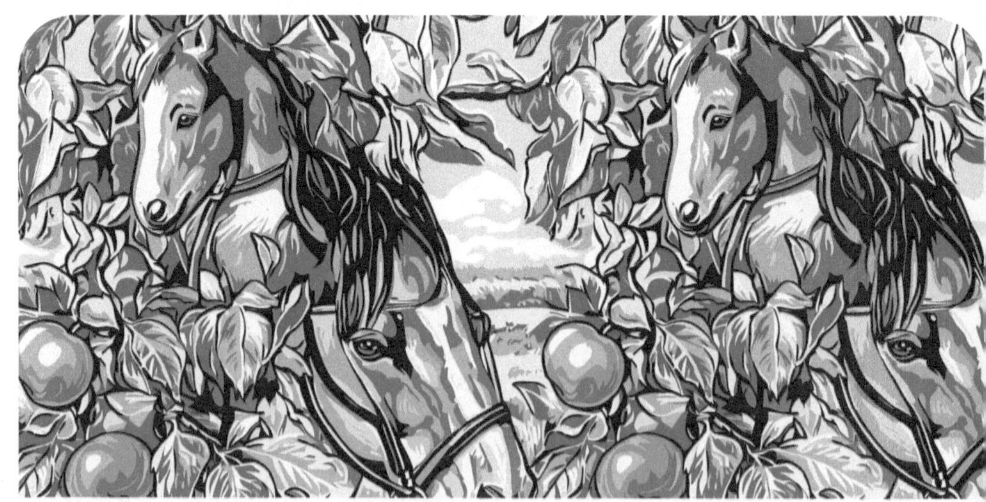

Beste lezers,

Ik voel me zeer vereerd dat u de tijd heeft genomen om mijn boek van begin tot eind te lezen. Als auteur is het mijn grootste wens om u waardevolle inzichten en praktische begeleiding te bieden. Uw vertrouwen in mijn werk betekent veel voor mij. Ik hoop dat het lezen verrijkend voor u was. Als u vragen of suggesties heeft, neem dan gerust contact met mij op via onze website.

Als u dit boek heeft gewaardeerd, zou ik een eerlijke recensie zeer op prijs stellen. Uw mening is belangrijk voor mij en helpt andere lezers bij hun beslissing. U kunt uw eerlijke beoordeling eenvoudig achterlaten op het verkoopplatform waar u het boek heeft gekocht.
Bedankt voor uw steun!

Artemis Saage

Saage Media GmbH

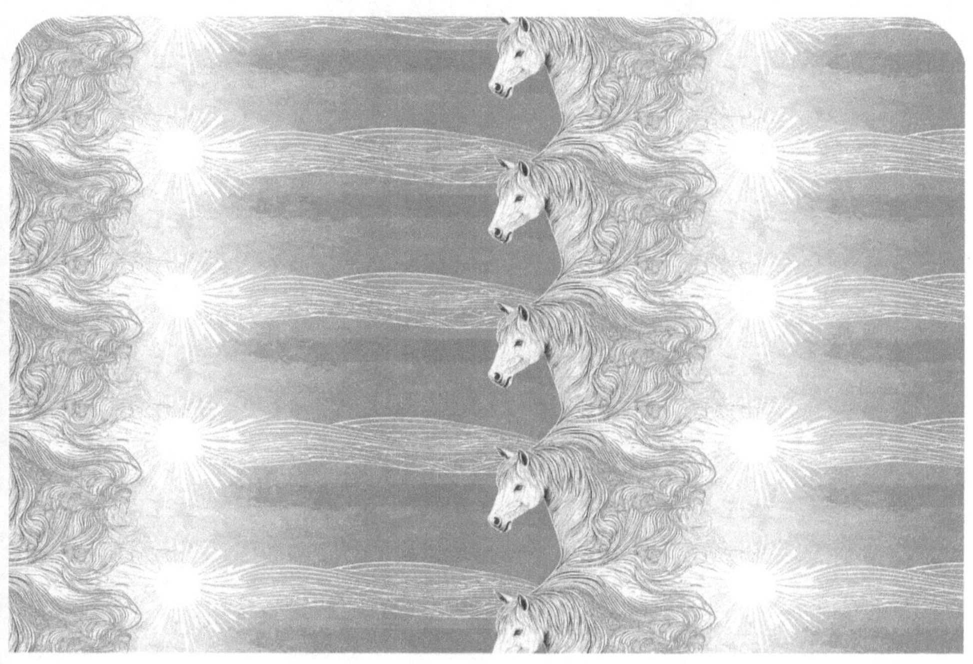

SaageBooks.com/nl

Ontdek meer! Onze uitgeverijwebsite biedt u een gevarieerde selectie van aanvullende boeken en spannende publicaties. Naast gratis content en exclusief bonusmateriaal vindt u er ook diepgaande informatie over onze werken. Blader door ons uitgebreide digitale aanbod en laat u inspireren door aanvullende leeservaringen. Als speciale service bieden wij zowel gratis als betaalde content aan om uw leeservaring perfect aan te vullen.

SaageBooks.com/nl

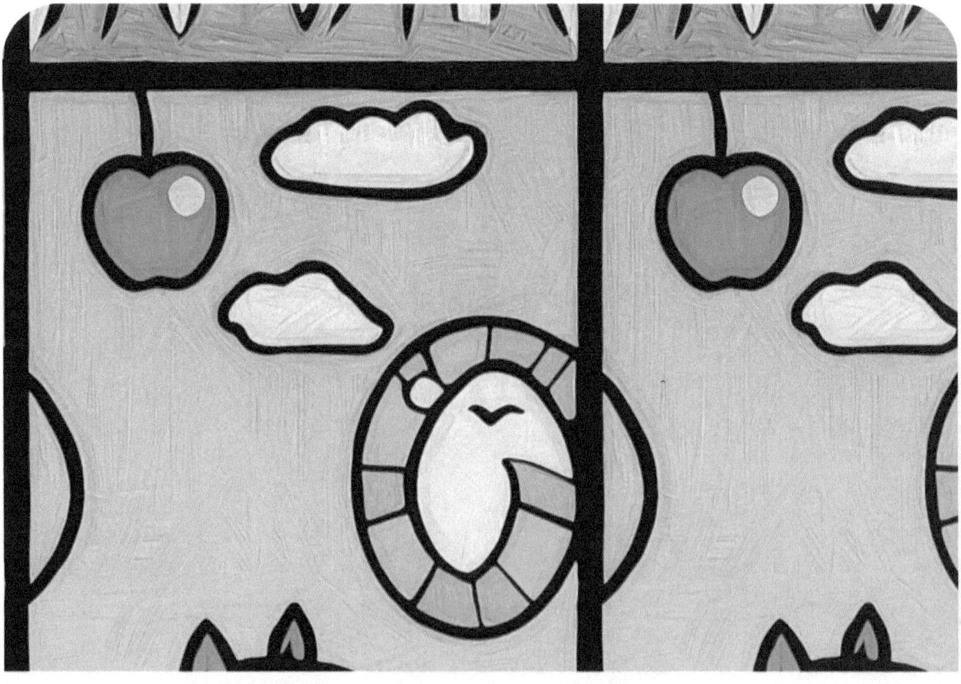

Bronnen

Mijn oprechte dank gaat uit naar alle auteurs van de geciteerde wetenschappelijke en niet-wetenschappelijke bronnen, de beheerders van de gerefereerde websites en de makers van de gebruikte afbeeldingen, grafieken en studies, wier waardevolle werk aanzienlijk heeft bijgedragen aan de totstandkoming van dit boek.

Voor meer informatie raad ik u aan de gelinkte bronwebsites te bezoeken.

Alle bronnen zijn voor het laatst geraadpleegd op: 2024-12-06

[s1] - https://www.nature.com/articles/s41598-024-75960-7
Auteur: Jindi Wu, Heya Na, Fan Bai, Siyu Li, Hao Gao, Rina Sha   **Titel:** Preparation and tissue structure analysis of horse bone collagen peptide
Publicatiedatum: 28 October 2024   **Website:** Nature
Uitgever: Scientific Reports

[s2] - https://www.nature.com/articles/s41598-018-29655-5
Auteur: J. Oinas, A. P. Ronkainen, L. Rieppo, M. A. J. Finnilä, J. T. Iivarinen, P. R. van Weeren, H. J. Helminen, P. A. J. Brama, R. K. Korhonen, S. Saarakkala   **Titel:** Composition, structure and tensile biomechanical properties of equine articular cartilage during growth and maturation
door: Nature Research   **Publicatiedatum:** 27 July 2018
Website: Nature   **Uitgever:** Scientific Reports

[s3] - https://avmajournals.avma.org/downloadpdf/view/journals/ajvr/52/1/ajvr.1991.52.01.133.pdf
Auteur: David A. Wilson, DVM, MS; Gordon J. Baker, BVSc, PhD; Gerald J. Pijanowski, DVM, PhD; Michael J. Boero, DVM, MS; Robert R. Badertscher II, DVM, PhD   **Titel:** Composition and morphologic features of the interosseous muscle in Standardbreds and Thoroughbreds
Publicatiedatum: January 1991   **Website:** AVMA Journals
Uitgever: American Veterinary Medical Association

[s4] - https://optionsforanimals.com/wp-content/uploads/2019/02/Ex_and_Tx_of_Eq_Back_Pain.pdf
Auteur: Kevin K. Haussler, DVM, DC, PhD   **Titel:** Review of the Examination and Treatment of Back and Pelvic Disorders
door: Gail Holmes Equine Orthopaedic Research Center, Colorado State University   **Website:** optionsforanimals.com
Uitgever: American Association of Equine Practitioners

[s5] - https://www.mdpi.com/2076-2615/11/1/234
Auteur: Gravrok, J., et al.   **Titel:** Beyond the Benefits of Assistance Dogs: Exploring Challenges Experienced by First-Time Handlers
door: MDPI   **Publicatiedatum:** 2019
Website: MDPI   **Uitgever:** MDPI

[s6] - https://www.nature.com/articles/s41598-020-65339-9
Auteur: Ryotaro Nagakura, Masahito Yamamoto, Juhee Jeong, Nobuyuki Hinata, Yukio Katori, Wei-Jen Chang, Shinichi Abe   **Titel:** Switching of Sox9 expression during musculoskeletal system development
door: Nature Publishing Group   **Publicatiedatum:** 2020-05-21
Website: Nature   **Uitgever:** Scientific Reports

[s7] - https://www.ivis.org/sites/default/files/library/aaep/1997/Haussler.pdf
Auteur: Kevin K. Haussler, DVM, DC, PhD   **Titel:** Application of Chiropractic Principles and Techniques to Equine Practice
Publicatiedatum: 1997   **Website:** IVIS
Uitgever: AAEP

[s8] - https://www.epauk.org/about-equine-podiatry/articles/hoof-anatomy-a-beginners-guide/
Titel: Hoof Anatomy – A Beginner's Guide   **door:** Equine Podiatry Association
Website: Equine Podiatry Association

[s9] - https://extension.missouri.edu/sites/default/files/legacy_media/wysiwyg/Extensiondata/Pub/pdf/agguides/ansci/g02740.pdf
Auteur: Robert C. McClure, Gerald R. Kirk, Phillip D. Garrett   **Titel:** Functional Anatomy of the Horse Foot
door: University of Missouri   **Publicatiedatum:** 10/99
Website: MU Extension   **Uitgever:** University of Missouri

[s10] - https://equine-jogging-shoes.com/advice-guidance/rubber-sole/
Titel: Unique Rubber Sole Benefits   **door:** All Natural Horse Care
Publicatiedatum: 2023   **Website:** Equine Jogging Shoes

[s11] - https://digitalcommons.otterbein.edu/stu_honor/56/
Auteur: Sharlee Lowe   **Titel:** The Effect of Whole Body Vibration on Equine Hoof Growth
Publicatiedatum: 2017   **Website:** Digital Commons @ Otterbein

[s12] - https://pubmed.ncbi.nlm.nih.gov/7988538/
Auteur: P Dyhre-Poulsen, H H Smedegaard, J Roed, E Korsgaard   **Titel:** Equine hoof function investigated by pressure transducers inside the hoof and accelerometers mounted on the first phalanx
Publicatiedatum: 1994-09   **Website:** PubMed
Uitgever: Equine Veterinary Journal

[s13] - https://www.extension.purdue.edu/extmedia/id/id-321-w.pdf
Auteur: Kate Hepworth, Dr. Michael Neary, Dr. Simon Kenyon — **Titel:** Hoof Anatomy, Care and Management in Livestock
door: Purdue University Cooperative Extension Service — **Publicatiedatum:** 10/04
Website: Purdue University Extension — **Uitgever:** Purdue University Cooperative Extension Service

[s14] - https://www.equestriansurfaces.co.uk/news/horse-hoof-anatomy-your-complete-guide/
Titel: Horse Hoof Anatomy: Your Complete Guide — **door:** Equestrian Surfaces
Publicatiedatum: 06.03.2023 — **Website:** Equestrian Surfaces

[s15] - https://nebraskaequine.com/about-us/our-services/chiropractic-and-acupuncture.html
Titel: Chiropractic and Acupuncture — **door:** Nebraska Equine Veterinary Clinic
Website: Nebraska Equine Veterinary Clinic

[s16] - https://vet.arioneo.com/en/blog/horse-back-anatomy-and-biomechanics/
Titel: Horse back: anatomy and biomechanics — **door:** Arioneo
Publicatiedatum: 2022-11-18 — **Website:** Arioneo

[s17] - https://www.nature.com/articles/s41598-021-92272-2
Auteur: A. Byström, A. M. Hardeman, F. M. Serra Bragança, L. Roepstorff, J. H. Swagemakers, P. R. van Weeren, A. Egenvall — **Titel:** Differences in equine spinal kinematics between straight line and circle in trot
door: Nature Publishing Group — **Publicatiedatum:** 2021-06-18
Website: Nature — **Uitgever:** Scientific Reports

[s18] - https://emedicine.medscape.com/article/1899031-overview
Auteur: Stephen Kishner, MD, MHA; Chief Editor: Thomas R Gest, PhD — **Titel:** Lumbar Spine Anatomy: Overview, Gross Anatomy, Natural Variants
door: Medscape — **Publicatiedatum:** Nov 09, 2017
Website: Medscape

[s19] - https://pubmed.ncbi.nlm.nih.gov/10218240/
Auteur: J M Denoix — **Titel:** Spinal biomechanics and functional anatomy
door: National Institute of Agronomic Research — **Publicatiedatum:** 1999-04
Website: PubMed — **Uitgever:** Vet Clin North Am Equine Pract

[s20] - https://veteriankey.com/the-respiratory-system-anatomy-physiology-and-adaptations-to-exercise-and-training/
Auteur: PIERRE LEKEUX, TATIANA ART, DAVID R. HODGSON — **Titel:** The respiratory system: Anatomy, physiology, and adaptations to exercise and training
door: Veterinary Key — **Website:** Veterinary Key

[s21] - https://vet.ucalgary.ca/community/learning-animal-health/anatomy/equine
Titel: Equine Anatomy — **door:** University of Calgary
Website: University of Calgary Veterinary Medicine

[s22] - https://vethospital.tamu.edu/large-animal/equine-soft-tissue-surgery/respiratory-tract/
Titel: Respiratory Tract — **door:** Texas A&M University
Website: Texas A&M Veterinary Hospital

[s23] - https://www.westvets.com.au/wp-content/uploads/2017/06/respiratory-conditions.pdf
Auteur: Sarah Van Dyck — **Titel:** Respiratory Conditions Part One
door: WestVETS Animal Hospital & Reproduction Centre — **Publicatiedatum:** March 2016
Website: Horses and People Magazine

[s24] - https://en.audevard.com/blog/the-horse-s-respiratory-system
Titel: The horse's respiratory system — **door:** Audevard Laboratories
Website: Audevard

[s25] - https://extension.umd.edu/resource/teaching-basic-equine-nutrition-part-ii-equine-digestive-anatomy-and-physiology
Auteur: Amy Burk — **Titel:** Teaching Basic Equine Nutrition Part II: Equine Digestive Anatomy and Physiology
door: University of Maryland Extension — **Publicatiedatum:** September 7, 2021
Website: University of Maryland Extension

[s26] - https://www.ivis.org/sites/default/files/library/aaep/2001/91010100053.pdf
Auteur: James N. Moore, DVM, PhD; Thel Melton, BA; William C. Carter, MS, CMI; Allison L. Wright, MS, CMI; Malcolm L. Smith, PhD — **Titel:** A New Look at Equine Gastrointestinal Anatomy, Function, and Selected Intestinal Displacements
Publicatiedatum: 2001 — **Website:** IVIS
Uitgever: AAEP

[s27] - https://extension.umaine.edu/publications/1005e/
Titel: Bulletin #1005, Equine Facts: Basic Horse Nutrition — **door:** University of Maine
Website: University of Maine Cooperative Extension

[s28] - https://pubmed.ncbi.nlm.nih.gov/8800413/
Auteur: J E Reynolds 3rd, S A Rommel — **Titel:** Structure and function of the gastrointestinal tract of the Florida manatee, Trichechus manatus latirostris
door: Eckerd College — **Publicatiedatum:** 1996-07
Website: PubMed — **Uitgever:** Anatomical Record

[s29] - https://animalmicrobiome.biomedcentral.com/articles/10.1186/s42523-022-00224-6
Auteur: Georgia Wunderlich, Michelle Bull, Tom Ross, Michael Rose, Belinda Chapman — **Titel:** Understanding the microbial fibre degrading communities & processes in the equine gut
door: BMC (BioMed Central) — **Publicatiedatum:** 2023-01-12
Website: Animal Microbiome — **Uitgever:** BMC (BioMed Central)

[s30] - https://bmcmicrobiol.biomedcentral.com/articles/10.1186/s12866-023-03001-w
Auteur: Yiping Zhao, Xiujuan Ren, Haiqing Wu, He Hu, Chao Cheng, Ming Du, Yao Huang, Xiaoqing Zhao, Liwei Wang, Liuxi Yi, Jinshan Tao, Yajing Li, Yanan Lin, Shaofeng Su, Manglai Dugarjaviin — **Titel:** Diversity and functional prediction of fungal communities in different segments of mongolian horse gastrointestinal tracts
door: BMC — **Publicatiedatum:** 2023-09-09
Website: BMC Microbiology — **Uitgever:** BMC

[s31] - https://vet.ucalgary.ca/community/learning-animal-health/anatomy/equine
Titel: Equine Anatomy — **door:** University of Calgary
Website: University of Calgary Veterinary Medicine

[s32] - https://pubmed.ncbi.nlm.nih.gov/3877552/
Auteur: D L Evans — **Titel:** Cardiovascular adaptations to exercise and training
Publicatiedatum: 1985-12 — **Website:** PubMed
Uitgever: Vet Clin North Am Equine Pract

[s33] - https://pubmed.ncbi.nlm.nih.gov/15134294/
Auteur: Claus D Buergelt — **Titel:** Equine cardiovascular pathology: an overview
door: University of Florida — **Publicatiedatum:** 2003-12
Website: PubMed — **Uitgever:** Animal Health Research Reviews

[s34] - https://www.mdpi.com/2227-7390/9/20/2580
Titel: Computer Simulations of Dynamic Response of Ferrofluids on an Alternating Magnetic Field with High Amplitude **door:** MDPI
Website: MDPI **Uitgever:** MDPI

[s35] - https://www.vetspecialists.com/specialties/cardiology
Titel: Cardiology **door:** VetSpecialists
Website: VetSpecialists

[s36] - https://pubmed.ncbi.nlm.nih.gov/15134294/
Auteur: Claus D Buergelt **Titel:** Equine cardiovascular pathology: an overview
Publicatiedatum: 2003-12 **Website:** PubMed
Uitgever: Anim Health Res Rev

[s37] - https://doi.org/10.1186/s12987-020-00230-3
Auteur: Hossam Kadry, Behnam Noorani, Luca Cucullo **Titel:** A blood–brain barrier overview on structure, function, impairment, and biomarkers of integrity
Publicatiedatum: 2020-11-18 **Website:** Fluids and Barriers of the CNS
Uitgever: BMC

[s38] - https://vanat.ahc.umn.edu/
Auteur: T.F. Fletcher **Titel:** Carnivore Anatomy Courseware
door: University of Minnesota College of Veterinary Medicine **Publicatiedatum:** January 2021
Website: Minnesota Veterinary Anatomy Courseware Web Site

[s39] - https://vetmed.tennessee.edu/vmc/equinehospital/equineacupuncture/
Titel: Acupuncture and Chiropractic **door:** University of Tennessee Institute of Agriculture
Website: University of Tennessee College of Veterinary Medicine

[s40] - https://equine.ca.uky.edu/news-story/understanding-differences-between-ems-and-ppid
Titel: Understanding the Differences between EMS and PPID **door:** University of Kentucky
Publicatiedatum: June, 2013 **Website:** University of Kentucky Ag Equine Programs

[s41] - https://cvm.msu.edu/vdl/client-education/guides-for-pet-owners/equine-endocrinology-pituitary-pars-intermedia-dysfunction-ppid
Titel: Equine Endocrinology: Pituitary Pars Intermedia Dysfunction (PPID) **door:** Michigan State University College of Veterinary Medicine
Website: Veterinary Diagnostic Laboratory

[s42] - https://actavetscand.biomedcentral.com/articles/10.1186/s13028-019-0480-2
Auteur: Caterina Squillacioti, Alessandra Pelagalli, Giovanna Liguori, Nicola Mirabella **Titel:** Urocortins in the mammalian endocrine system
door: BMC **Publicatiedatum:** 2019-10-04
Website: Acta Veterinaria Scandinavica **Uitgever:** BMC

[s43] - https://avmajournals.avma.org/downloadpdf/view/journals/javma/261/2/javma.22.11.0485.pdf
Auteur: Jane M. Manfredi, DVM, PhD; Sarah Jacob, DVM, PhD; Elaine Norton, DVM, PhD **Titel:** Endocrine Disorders: a One-Health Issue
door: Michigan State University; University of Arizona **Publicatiedatum:** February 2023
Website: avmajournals.avma.org **Uitgever:** American Veterinary Medical Association

[s44] - https://catalog.uconn.edu/undergraduate/courses/ansc/
Titel: Undergraduate Catalog **door:** University of Connecticut
Publicatiedatum: 2024-2025 **Website:** University of Connecticut Catalog

[s45] - https://nutritionandmetabolism.biomedcentral.com/articles/10.1186/1743-7075-11-10
Auteur: Shuai Zhang, Matthew W Hulver, Ryan P McMillan, Mark A Cline, Elizabeth R Gilbert **Titel:** The pivotal role of pyruvate dehydrogenase kinases in metabolic flexibility
Publicatiedatum: 12 February 2014 **Website:** Nutrition & Metabolism
Uitgever: BMC

[s46] - https://pubmed.ncbi.nlm.nih.gov/35968025/
Auteur: Xiaohui Wen, Shengjun Luo, Dianhong Lv, Chunling Jia, Xiurong Zhou, Qi Zhai, Li Xi, Caijuan Yang **Titel:** Variations in the fecal microbiota and their functions of Thoroughbred, Mongolian, and Hybrid horses
door: Guangdong Academy of Agricultural Sciences **Publicatiedatum:** 2022-07-28
Website: PubMed **Uitgever:** Frontiers in Veterinary Science

[s47] - https://pubmed.ncbi.nlm.nih.gov/35705806/
Auteur: Veronica L Li, Yang He, Kévin Contrepois, Hailan Liu, Joon T Kim, Amanda L Wiggenhorn, Julia T Tanzo, Alan Sheng-Hwa Tung, Xuchao Lyu, Peter-James H Zushin, Robert S Jansen, Basil Michael, Kang Yong Loh, Andrew C Yang, Christian S Carl, Christian T Voldstedlund, Wei Wei, Stephanie M Terrell, Benjamin C Moeller, Rick M Arthur, Gareth A Wallis, Koen van de Wetering, Andreas Stahl, Bente Kiens, Erik A Richter, Steven M Banik, Michael P Snyder, Yong Xu, Jonathan Z Long **Titel:** An exercise-inducible metabolite that suppresses feeding and obesity
door: Stanford University, Baylor College of Medicine, University of California Berkeley, Netherlands Cancer Institute, Radboud University, University of California San Francisco, University of Copenhagen, University of California at Davis, University of Birmingham, Thomas Jefferson University **Publicatiedatum:** 2022-06-15
Website: Nature **Uitgever:** Springer Nature Limited

[s48] - https://bulletin.auburn.edu/coursesofinstruction/ansc/
Titel: Auburn Bulletin 2024-2025 **door:** Auburn University
Publicatiedatum: 2024-2025 **Website:** Auburn University

[s49] - https://catalog.tamu.edu/graduate/course-descriptions/ansc/ansc.pdf
Titel: ANSC - Animal Science **door:** Texas A&M University
Website: Texas A&M University

[s50] - https://apps.ualberta.ca/catalogue/course/an_sc
Titel: Animal Science Course Catalogue **door:** University of Alberta
Website: ualberta.ca

[s51] - https://link.springer.com/article/10.1007/s12649-018-0351-5
Auteur: Izabela Michalak, Katarzyna Godlewska, Krzysztof Marycz **Titel:** Biomass Enriched with Minerals via Biosorption Process as a Potential Ingredient of Horse Feed
Publicatiedatum: 26 May 2018 **Website:** SpringerLink
Uitgever: Springer

[s52] - https://www.equine74.com/blog/calcium-overdose-in-horses
Titel: Calcium Overdose in Horses door: Equine74
Website: Equine74

[s53] - https://madbarn.ca/feeds/mega-cell-mvp-pelleted-multi-vitamin-and-mineral-med-vet/
Titel: Mega-Cell MVP – Pelleted Multi Vitamin and door: Mad Barn
Mineral (Med-Vet)
Website: Mad Barn

[s54] - https://madbarn.ca/feeds/phosphate-rock-soft/
Titel: Phosphate – Rock Soft door: Mad Barn
Website: Mad Barn

[s55] - https://www.agrobs.de/en/gipfelstuermer-mineral-p5106/
Titel: Gipfelstürmer Mineral door: AGROBS GmbH
Website: agrobs.de

[s56] - https://ceh.vetmed.ucdavis.edu/sites/g/files/dgvnsk4536/files/inline-files/Horse_Report_Fall_2018_web.pdf
Auteur: Carrie J. Finno, DVM, Ph.D. Titel: Horse Report
door: University of California, Davis Publicatiedatum: Fall 2018
Website: Center for Equine Health Uitgever: University of California, Davis, School of
Veterinary Medicine

[s57] - https://botupharma.com/download/mioprox02.pdf
Auteur: C.J. Finno and S.J. Valberg Titel: A Comparative Review of Vitamin E and
Associated Equine Disorders
Publicatiedatum: 2012 Website: botupharma.com
Uitgever: American College of Veterinary Internal
Medicine

[s58] - https://feedxl.com/vitamin-k-for-horses/
Auteur: FeedXL Equine Nutrition Team Titel: Vitamin K for Horses
door: FeedXL Publicatiedatum: August 25, 2022
Website: FeedXL

[s59] - https://www.grandmeadows.com/the-science/vitamins-minerals/
Titel: Vitamins & Minerals for Horses door: Grand Meadows, Inc.
Website: Grand Meadows

[s60] - https://pubmed.ncbi.nlm.nih.gov/34331715/
Auteur: Erin N Hales, Hadi Habib, Gianna Favro, Scott Titel: Increased α-tocopherol metabolism in horses with
Katzman, R Russell Sakai, Sabin Marquardt, equine neuroaxonal dystrophy
Matthew H Bordbari, Brittni Ming-Whitfield,
Janel Peterson, Anna R Dahlgren, Victor Rivas,
Carolina Alanis Ramirez, Sichong Peng, Callum
G Donnelly, Bobbi-Sue Dizmang, Angelica
Kallenberg, Robert Grahn, Andrew D Miller,
Kevin Woolard, Benjamin Moeller, Birgit
Puschner, Carrie J Finno
door: University of California-Davis Publicatiedatum: 2021-09
Website: PubMed Uitgever: Wiley Periodicals LLC on behalf of American
College of Veterinary Internal Medicine

[s61] - https://pubmed.ncbi.nlm.nih.gov/16426221/
Auteur: Thomas J Divers, John E Cummings, Alexander Titel: Evaluation of the risk of motor neuron disease in
de Lahunta, Harold F Hintz, Hussni O horses fed a diet low in vitamin E and high in
Mohammed copper and iron
Publicatiedatum: 2006-01 Website: PubMed
Uitgever: American Journal of Veterinary Research

[s62] - https://www.distanceriding.org/wp-content/uploads/2017/09/Challenges-of-Endurance-Exercise-Hydration-and-Electrolyte-
Depletion.pdf
Auteur: HAROLD C. SCHOTT II Titel: Challenges of Endurance Exercise: Hydration and
Electrolyte Depletion
door: Michigan State University Website: Distance Riding

[s63] - https://www.mdpi.com/2306-7381/9/11/626
Titel: Evaluation of Resting Serum Bile Acid door: MDPI
Concentrations in Dogs with Sepsis
Website: MDPI

[s64] - https://training.arioneo.com/en/blog-thermoregulation-in-horses-how-does-he-regulate-his-body-heat/
Titel: Thermoregulation in horses: how do they regulate door: Arioneo
their body heat?
Publicatiedatum: 2022-11-25 Website: Arioneo Training

[s65] - https://animalsciences.rutgers.edu/faculty/mckeever/KennethMcKeever_Publications.pdf
Auteur: Kenneth H. McKeever, Ph.D., FACSM Titel: PUBLICATIONS
Website: Rutgers University Uitgever: Elsevier

[s66] - https://hyperdrug.co.uk/horse/supplements-for-horses/respiratory-supplements-for-horses/
Titel: Respiratory Supplements for Horses door: Hyperdrug
Website: hyperdrug.co.uk

[s67] - https://mrmjournal.biomedcentral.com/articles/10.1186/s40248-015-0010-7
Auteur: Charlotte Sandersen, Dorothee Bienzle, Simona Titel: Effect of inhaled hydrosoluble curcumin on
Cerri, Thierry Franck, Sandrine Derochette, inflammatory markers in broncho-alveolar lavage
Philippe Neven, Ange Mouytis-Mickalad, Didier fluid of horses with LPS-induced lung
Serteyn neutrophilia
Publicatiedatum: 15 April 2015 Website: Multidisciplinary Respiratory Medicine
Uitgever: BMC

[s68] - https://real.mtak.hu/165540/1/Bartos_GALLEY.pdf
Auteur: Ádám Bartos, Nikoletta Such, Fruzsina Vanda Titel: The effect of a fermented herbal feed supplement
Gál on the digestion of horses
door: Hungarian University of Agriculture and Life Publicatiedatum: 2023
Science
Website: Ecocycles Uitgever: European Ecocycles Society

[s69] - https://dengie.com/horse-feeds/healthy-range/healthy-tummy/
Titel: Healthy Tummy door: Dengie
Website: Dengie

[s70] - https://www.equinevitality.co.uk/
Titel: Natural health supplements for horses and ponies door: Equine Vitality
Website: Equine Vitality

[s71] - http://bmrat.org/index.php/BMRAT/article/view/685
Auteur: Niti Yashvardhini, Samiksha Samiksha, Deepak Titel: Pharmacological intervention of various Indian
Kumar Jha medicinal plants in combating COVID-19
infection
Publicatiedatum: Jul 31, 2021 Website: Biomedical Research and Therapy

[s72] - https://bmcvetres.biomedcentral.com/articles/10.1186/s12917-016-0714-8
Auteur: Hannah Ayrle, Meike Mevissen, Martin Kaske, **Titel:** Medicinal plants – prophylactic and therapeutic options for gastrointestinal and respiratory diseases in calves and piglets? A systematic review
Heiko Nathues, Niels Gruetzner, Matthias Melzig, Michael Walkenhorst
door: BMC Veterinary Research **Publicatiedatum:** 2016-06-06
Website: BMC Veterinary Research **Uitgever:** BioMed Central

[s73] - http://nanobioletters.com/wp-content/uploads/2022/10/LIANBS124.134.pdf
Auteur: Shobhit Prakash Srivastava, Saurav Yadav, **Titel:** Herbal Immunomodulators: A Powerful Preventive Weapon for COVID-19
Ratnesh Chaubey, Smriti Ojha, Ayush Chandra Mishra, Shalini Yadav, Sudhanshu Mishra
door: Dr. M. C. Saxena College of Pharmacy, Lucknow, **Publicatiedatum:** 25.09.2022
Uttar Pradesh, India; Department of Pharmaceutical Science & Technology Madan Mohan Malaviya University of Technology, Gorakhpur, Uttar Pradesh, India
Website: nanobioletters.com

[s74] - https://www.happyathillhorsery.com/horse_wound_care_ISP_Relief.html
Titel: Horse Wound Care and First Aid **door:** Happyat Hill Horsery
Website: happyathillhorsery.com

[s75] - https://www.cfsph.iastate.edu/thelivestockproject/using-herbs-and-essential-oils-with-dr-karlene-stange-dvm/
Auteur: Dr. Karlene Stange, DVM **Titel:** Using herbs and essential oils with Dr. Karlene Stange DVM
door: The Livestock Project **Publicatiedatum:** February 17, 2023
Website: Iowa State University

[s76] - https://www.sciencedaily.com/releases/2024/05/240502113715.htm
Auteur: Isabelle B. Laumer, Caroline Schuppli **Titel:** Wild orangutan treats wound with pain-relieving plant
door: Max-Planck-Gesellschaft **Publicatiedatum:** 2024-05-02
Website: ScienceDaily **Uitgever:** Max-Planck-Gesellschaft

[s77] - https://www.ukvetequine.com/content/clinical/physiotherapy-for-neck-pain-in-the-horse/
Titel: Physiotherapy for Neck Pain in the Horse **door:** UK Vet Equine
Website: UK Vet Equine

[s78] - https://www.vetmed.auburn.edu/wp-content/uploads/2018/09/Overview-Of-Rehabilitation-Principles-.pdf
Auteur: Steve Adair MS, DVM, DACVS, DACVSMR **Titel:** Equine Rehabilitation
door: University of Tennessee Veterinary Medical **Website:** Auburn University College of Veterinary Medicine
Center

[s79] - https://equinemanualtherapist.com/
door: Equine Manual Therapist **Website:** Equine Manual Therapist

[s80] - https://www.drbarbaraparks.com/career-certification-programs
Titel: Career Certification Programs **door:** Dr. Barbara Parks
Website: drbarbaraparks.com

[s81] - https://physioequinesolutions.com/2019/05/20/equine-rehabilitation/
Auteur: Dr. Emily Shields, PT, CCS, CERP **Titel:** Equine Rehabilitation
door: Physio Equine Solutions **Publicatiedatum:** May 20, 2019
Website: Physio Equine Solutions

[s82] - https://www.resilientequine.com/blog/neurosomatic-therapy
Auteur: Jessica Parker **Titel:** NeuroSomatic Therapy
door: Resilient Equine **Publicatiedatum:** Jul 10
Website: resilientequine.com

[s83] - https://vetmed.tennessee.edu/vmc/equinehospital/equineperformancerehab/
Titel: Equine Performance & Rehabilitation **door:** University of Tennessee
Website: University of Tennessee Veterinary Medical Center

[s84] - http://www.hendersonequineclinic.com/veterinary-kinesiotaping
Auteur: Dr. Bonny Henderson, Dr. Lauren Powell, Dr. **Titel:** Veterinary Kinesiotaping
Emily Tuttle
door: Henderson Equine Clinic **Website:** Henderson Equine Clinic

[s85] - https://www.jessicalimpkin.co.uk/jessica-limpkin-equine-massage-blog/kinesiology-taping-for-equine-therapists-with-jo-rose
Auteur: Jessica Limpkin **Titel:** Kinesiology Taping for Equine Therapists with Jo Rose
door: Rose Therapy **Publicatiedatum:** November 19, 2021
Website: Jessica Limpkin Equine Massage Therapy

[s86] - https://www.ncsuvetce.com/product/equine-kinesiology-taping-course-ii-hands-on-lab-december-7th-2024-lake-worth-fl/
Titel: Equine Kinesiology Taping Course II – (HANDS- **door:** North Carolina State University
ON LAB)
Publicatiedatum: December 7, 2024 **Website:** NCSU VetCE

[s87] - https://www.thysol.com.au/kinesiology-taping-courses/equine/
Titel: Equine Kinesiology Taping Course **door:** THYSOL
Website: thysol.com.au

[s88] - https://www.animantia.it/welfare-rehabilitation/equine-therapies/
Titel: Equine Therapies **door:** Animantia
Publicatiedatum: 2021-12-29 **Website:** animantia.it

[s89] - https://www.vetmed.auburn.edu/wp-content/uploads/2018/09/Overview-Of-Rehabilitation-Principles-.pdf
Auteur: Steve Adair MS, DVM, DACVS, DACVSMR **Titel:** Equine Rehabilitation
door: University of Tennessee Veterinary Medical **Website:** Auburn University College of Veterinary Medicine
Center

[s90] - https://www.theplaidhorse.com/2024/01/30/baby-steps-early-therapy-on-young-horses-will-pay-dividends-later/
Auteur: Laura Stephenson **Titel:** Baby Steps: Early Therapy On Young Horses Will Pay Dividends Later
door: The Plaid Horse **Publicatiedatum:** 2024-01-30
Website: The Plaid Horse

[s91] - https://www.horsebarnsupplies.com/equine-rehabilitation
Titel: 7 Physical Therapy Techniques Used to Reduce **door:** J&E Grill Manufacturing
Chronic Pain in Horses
Website: Horse Barn Supplies

[s92] - https://www.weitzequine.com/equine-acupuncture
Auteur: Dr. Melissa **Titel:** Equine Acupuncture
door: Weitz Equine Veterinary Services **Website:** Weitz Equine

[s93] - https://www.midatlanticequine.com/integrative-medicine.html
Auteur: Dr. Sullivan **Titel:** Integrative Medicine
door: Mid-Atlantic Equine Medical Center **Website:** Mid-Atlantic Equine Medical Center

[s94] - https://vetmed.tennessee.edu/vmc/equinehospital/equineacupuncture/
Titel: Acupuncture and Chiropractic **door:** University of Tennessee Institute of Agriculture
Website: University of Tennessee College of Veterinary Medicine

[s95] - https://www.research.va.gov/currents/0317-2.cfm
Auteur: Mitch Mirkin **Titel:** Study: Electroacupuncture eases pain through stem-cell release
door: U.S. Department of Veterans Affairs **Publicatiedatum:** March 16, 2017
Website: VA Research Currents

[s96] - https://pubmed.ncbi.nlm.nih.gov/18550160/
Auteur: W A Schofield **Titel:** Use of acupuncture in equine reproduction
door: Hagyard Equine Medical Institute **Publicatiedatum:** 2008-06-11
Website: PubMed **Uitgever:** Theriogenology

[s97] - https://pubmed.ncbi.nlm.nih.gov/15460072/
Auteur: D V Wilson, C E Berney, D L Peroni, D R Mullineaux, N E Robinson **Titel:** The effects of a single acupuncture treatment in horses with severe recurrent airway obstruction
door: Michigan State University **Publicatiedatum:** 2004-09
Website: PubMed **Uitgever:** Equine Veterinary Journal

[s98] - https://bevas.eu/
Auteur: Dr. Emiel Van den Bosch **Titel:** Veterinary Acupuncture Training and Certification
door: BEVAS (Belgian Veterinary Acupuncture Society) **Website:** bevas.eu

[s99] - https://veterinarypage.vetmed.ufl.edu/2018/10/15/new-uf-equine-acupuncture-center-opens-in-marion-county/
Auteur: Dr. Huisheng Xie **Titel:** New UF Equine Acupuncture Center opens in Marion County
door: University of Florida **Publicatiedatum:** September 4, 2018
Website: veterinarypage.vetmed.ufl.edu **Uitgever:** University of Florida College of Veterinary Medicine

[s100] - https://www.equineosteopathy.org/
Titel: Uniting the Profession of Equine Osteopathy **door:** Worldwide Alliance of Equine Osteopaths (WAEO)
Website: Equine Osteopathy

[s101] - https://actavet.vfu.cz/media/pdf/actavet_2022091040347.pdf
Auteur: Giedrė Vokietytė-Vilėniškė, Simona Nagreckienė, Iveta Duliebaitė, Vytuolis Žilaitis **Titel:** Effectiveness of cranial osteopathy therapy on nociception in equine back as evaluated by pressure algometry
door: Lithuanian University of Health Sciences **Publicatiedatum:** 2022-10-10
Website: actavet.vfu.cz **Uitgever:** ACTA VET. BRNO

[s102] - https://carolynmcgregorosteopath.com/carolyn-mcgregor-osteopathy-homoeopathy-healing/equine-and-animal-osteopathy-and-healing/
Auteur: Carolyn McGregor **Titel:** Equine and Animal Osteopathy with Healing
Website: carolynmcgregorosteopath.com

[s103] - https://international-animalhealth.com/wp-content/uploads/2017/12/Homeopathy-in-animals.pdf
Auteur: Peter Lees, Danny Chambers, Ludovic Pelligand, Pierre-Louis Toutain, Martin Whitehead **Titel:** Homeopathy in Animals: Yesterday and Today ... But Tomorrow?
door: International Animal Health Journal **Website:** International Animal Health

[s104] - https://pubmed.ncbi.nlm.nih.gov/11212087/
Auteur: M Elliott **Titel:** Cushing's disease: a new approach to therapy in equine and canine patients
door: Kingley Veterinary Centre **Publicatiedatum:** 2001-01
Website: PubMed **Uitgever:** Br Homeopath J

[s105] - https://vetdergikafkas.org/uploads/pdf/pdf_KVFD_L_1974.pdf
Auteur: Çağla PARKAN YARAMIS, Marie-Noëlle ISSAUTIER, Sinem ULGEN SAKA, Berjan DEMIRTAŞ, Dilek OLGUN ERDIKMEN, Mehmet Erman OR **Titel:** Homeopathic Treatments in 17 Horses with Stereotypic Behaviours
door: Istanbul University **Publicatiedatum:** 27.04.2016
Website: Kafkas University Veterinary Faculty Journal

[s106] - https://cam4animals.co.uk/veterinary-homeopathic-research/
Auteur: Dr. Petra Weiermayer **Titel:** Veterinary homeopathic research
door: CAM4Animals **Publicatiedatum:** 2019-04-18
Website: CAM4Animals

[s107] - https://iavh.org/en/for-veterinarians/research/
Auteur: Dr. Petra Weiermayer **Titel:** Research in Veterinary Homeopathy
door: IAVH (International Association for Veterinary Homeopathy) **Website:** IAVH

[s108] - https://www.nycavma.org/modalities.html
Titel: Modalities **door:** New York Complementary & Alternative Veterinary Medical Association
Website: NYCAVMA

[s109] - https://lakewoodanimalhospital.ca/wp-content/uploads/sites/106/2014/12/Bach-Flower-Remedies.pdf
Titel: Bach Flower Remedies: Applications in Animals **door:** Lakewood Animal Hospital
Website: lakewoodanimalhospital.ca

[s110] - http://www.hampshireholisticvet.co.uk/
Auteur: Dr. Dean Hawkins **Titel:** Holistic Veterinary Medicine
door: Hampshire Veterinary Hospital **Website:** Hampshire Holistic Vet

[s111] - https://equinenaturalhealth.co.uk/rescue-remedy-for-horses/
Titel: Rescue Remedy For Horses **door:** Equine Natural Health
Publicatiedatum: September 21, 2018 **Website:** The Guide to Equine Natural Health

[s112] - https://www.bachfloweradvice.co.uk/bach-flowers-and-animals/bach-flower-for-horses
Auteur: Tom Vermeersch **Titel:** Bach Flower for Horses
door: Bach Flower Advice **Website:** Bach Flower Advice

[s113] - https://www.creaturecomforters.org/flower-power.html
Auteur: Jane Stevenson **Titel:** Flower Power! The natural way to ease stress
door: Creature Comforters **Publicatiedatum:** June 2006
Website: Creature Comforters

[s114] - https://www.blackdiamondvet.com/blog/evacuating-wildfires-with-horses
Auteur: Caelli Edmonds **Titel:** Evacuating Wildfires with Horses
door: Black Diamond Veterinary **Publicatiedatum:** July 9, 2024
Website: blackdiamondvet.com

[s115] - https://www.aspcapro.org/resource/how-make-pet-first-aid-kit
Titel: How to Make a Pet First Aid Kit **door:** American Society for the Prevention of Cruelty to Animals (ASPCA)
Website: ASPCApro

[s116] - https://ddvh.com.au/management-of-equine-wounds-part-2-more-serious-wound-repair/
Auteur: Darling Downs Vets — **Titel:** Management of equine wounds Part 2 – more serious wound repair
Publicatiedatum: 2017-11-23 — **Website:** Darling Downs Vets

[s117] - https://equineinstitute.org/new-blog/horse-first-aid-essentials
Auteur: April Johnston — **Titel:** Horse First Aid Essentials: Be Prepared for Equine Emergencies on and off the Trail
door: The Equine Institute — **Publicatiedatum:** December 08, 2023
Website: equineinstitute.org

[s118] - https://equestrian.ca/wp-content/uploads/cdn/storage/resources_v2/Equine%20Care%20Program%20-%20Facility%20Manual%20EN%202022-08-11.pdf
Auteur: Equestrian Canada — **Titel:** Equine Care Program - Facility Manual
Publicatiedatum: 2022-08-11 — **Website:** equestrian.ca

[s119] - https://vetmedbiosci.colostate.edu/vth/services/equine-field-service/equine-recommended-deworming-schedule/
Titel: Equine Recommended Deworming Schedule — **door:** Colorado State University
Website: Colorado State University Veterinary Teaching Hospital

[s120] - https://ceh.vetmed.ucdavis.edu/sites/g/files/dgvnsk4536/files/local_resources/pdfs/pubs-July2013HR-sec.pdf
Auteur: Dr. Claudia Sonder — **Titel:** Transporting Horses by Road and Air: Recommendations for Reducing the Stress
door: Center for Equine Health — **Publicatiedatum:** July 2013
Website: University of California, Davis

[s121] - https://www.fda.gov/animal-veterinary/animal-drug-compounding/qa-gfi-256-compounding-animal-drugs-bulk-drug-substances
Auteur: U.S. Food and Drug Administration — **Titel:** Q&A: GFI #256 - Compounding Animal Drugs from Bulk Drug Substances
Publicatiedatum: August 27, 2024 — **Website:** FDA

[s122] - https://aurorapharmaceutical.com/wp-content/uploads/2021/08/Essentials-V4-Iss-2-September-2021.pdf
Auteur: Valerie Coerver, DVM — **Titel:** Essentials Volume 4 Issue 2
door: Aurora Pharmaceutical, Inc. — **Publicatiedatum:** September 2021
Website: Aurora Pharmaceutical

[s123] - https://www.cfsph.iastate.edu/Disinfection/Assets/Disinfection101.pdf
Titel: Disinfection 101 — **door:** CFSPH
Publicatiedatum: 2023 — **Website:** CFSPH

[s124] - https://pubmed.ncbi.nlm.nih.gov/7579639/
Auteur: R M Dwyer — **Titel:** Disinfecting equine facilities
Publicatiedatum: 1995-06 — **Website:** PubMed
Uitgever: Rev Sci Tech

[s125] - https://equine.ca.uky.edu/news-story/lots-elbow-grease-disinfection-project-0
Titel: Lots of Elbow Grease for Disinfection Project — **door:** University of Kentucky
Publicatiedatum: October, 2013 — **Website:** Ag Equine Programs

[s126] - https://www.cdfa.ca.gov/ahfss/animal_health/pdfs/I.pdf
Titel: Biosecurity- Keeping your Horse Healthy at Equine Events — **door:** California Department of Food and Agriculture
Website: California Department of Food and Agriculture

[s127] - https://www.equineguelph.ca/pdf/facts/bio_security_info_FINAL.pdf
Auteur: Alicia Skelding — **Titel:** Biosecurity for Horse Owners
door: Equine Guelph — **Website:** Equine Guelph
Uitgever: University of Guelph

[s128] - https://www.vet.upenn.edu/about/news-room/bellwether/new-bolton-post/new-bolton-post-summer-2014/penn-vet-experts-advise-community-on-equine-herpes-virus
Auteur: Louisa Shepard — **Titel:** Penn Vet Experts Advise Community on Equine Herpesvirus
door: University of Pennsylvania School of Veterinary Medicine — **Publicatiedatum:** Jul 21, 2014
Website: University of Pennsylvania School of Veterinary Medicine

[s129] - https://www.ed.ac.uk/sites/default/files/imports/fileManager/dvepfactsheet-woundcare.pdf
Titel: Dick Vet Equine Practice Fact Sheet: Wound Care — **door:** Dick Vet Equine Practice
Website: www.dickvetequine.com

[s130] - https://www.vetvoice.com.au/ec/horses/wound-care/
Titel: Equine Wound Care — **door:** Australian Veterinary Association
Website: Vet Voice

[s131] - https://blackdownequineclinic.com/wp-content/uploads/2017/12/Wounds_Fact_Sheet.pdf
Titel: Wound Care Fact Sheet — **door:** Blackdown Equine Clinic
Website: Blackdown Equine Clinic

[s132] - https://ddvh.com.au/management-of-equine-wounds-part-1-what-horse-owners-need-to-know/
Auteur: Darling Downs Vets — **Titel:** Management of equine wounds Part 1 – what horse owners need to know
Publicatiedatum: 2017-10-26 — **Website:** Darling Downs Vets
Uitgever: Horse Deals Magazine

[s133] - https://vetmed.tamu.edu/news/pet-talk/topical-wound-care-for-horses/
Auteur: Dr. Glennon Mays — **Titel:** Topical Wound Care for Horses
door: Texas A&M University — **Publicatiedatum:** June 2, 2011
Website: Texas A&M College of Veterinary Medicine & Biomedical Sciences

[s134] - https://alpineequine.net/blog/244653-novembers-focus-is-wound-healing-wound-management-in-the-horse-part-1
Titel: November's focus is wound healing-Wound Management in the horse-part 1 — **door:** Alpine Equine Hospital
Publicatiedatum: Nov. 27, 2020 — **Website:** Alpine Equine

[s135] - https://www.liverpool.ac.uk/equine/common-conditions/colic/what-is-colic/
Titel: What is colic? — **door:** University of Liverpool
Website: University of Liverpool

[s136] - https://www.ed.ac.uk/files/imports/fileManager/dvepfactsheet-colic.pdf
Titel: Colic Fact Sheet — **door:** The Dick Vet Equine Practice
Website: www.dickvetequine.com

[s137] - https://vmc.usask.ca/care/equine-health/resources/colic.php
Titel: Equine Colic — **door:** Western College of Veterinary Medicine
Website: University of Saskatchewan

[s138] - https://www.ivsajournals.com/article_157954_29f9421580f17dfd41c583917646fa4a.pdf
Auteur: Seyed Mehdi Ghamsari, Fereidoon Saberi Afshar, Alireza Bashiri, Peyman Azizi, Omid Azari — **Titel:** Acute Equine Colic due to the Diaphragmatic Hernia: Two Cases
door: Iranian Veterinary Surgery Association — **Publicatiedatum:** 24 September 2022
Website: Iranian Journal of Veterinary Surgery

[s139] - https://pubmed.ncbi.nlm.nih.gov/23428423/
Auteur: V E N Copas, A E Durham, C H Stratford, B C McGorum, B Waggett, R S Pirie — **Titel:** In equine grass sickness, serum amyloid A and fibrinogen are elevated, and can aid differential diagnosis from non-inflammatory causes of colic
door: Liphook Equine Hospital — **Publicatiedatum:** 2013-04-13
Website: PubMed — **Uitgever:** Veterinary Record

[s140] - https://www.nj.gov/agriculture/animalemergency/prepare/disasteraction.shtml
Titel: Disaster Action Guidelines for Horse and Livestock Owners — **door:** New Jersey Department of Agriculture
Website: NJ.gov

[s141] - https://equineinstitute.org/new-blog/horse-injury-emergency-response
Auteur: April Johnston — **Titel:** Essential Horse Injury Emergency Response: Recognizing Signs, When to Call Vet, and Taking Action
door: The Equine Institute — **Publicatiedatum:** December 01, 2023
Website: Equine Institute

[s142] - https://www.ksvhc.org/services/equine/timely-topics/trailtalk-june2023.html
Auteur: Dr. Bethany Roof — **Titel:** Equine Emergency Preparedness: Developing an Effective Equine Emergency Plan
door: Kansas State University — **Publicatiedatum:** June 2023
Website: Kansas State University Veterinary Health Center

[s143] - https://equineinstitute.org/new-blog/heat-stroke-in-horses
Auteur: April Johnston — **Titel:** Quick Response to Heat Stroke in Horses: Effective First Aid Measures
door: The Equine Institute — **Publicatiedatum:** December 01, 2023
Website: Equine Institute

[s144] - https://oldwaterlooequine.com/news-info/first-aid-kits/
Titel: First Aid Kits — **door:** Old Waterloo Equine Clinic
Website: oldwaterlooequine.com

[s145] - https://extension.colostate.edu/topic-areas/agriculture/wildfire-preparedness-for-horse-owners-1-817/
Auteur: N. Striegel — **Titel:** Wildfire Preparedness for Horse Owners – 1.817
door: Colorado State University Extension — **Publicatiedatum:** 3/14
Website: Colorado State University Extension

[s146] - http://www.valleyequineveterinary.com/equine-services
door: Valley Equine Veterinary Service Inc — **Website:** valleyequineveterinary.com

[s147] - https://www.eliteequinemobiledentistry.com/services
Titel: Services — **door:** Elite Equine Mobile Dentistry, PLLC
Website: Elite Equine Mobile Dentistry

[s148] - https://alpinehospital.com/healthy-teeth-happy-horse-2/
Auteur: Louise Marron, DVM — **Titel:** Healthy Teeth Happy Horse
door: Alpine Animal Hospital — **Publicatiedatum:** Feb 2, 2017
Website: Alpine Animal Hospital

[s149] - https://alpineequine.net/dentistry-and-dental-surgery
Auteur: Dr. Maker — **Titel:** Dentistry and Dental Surgery
door: Alpine Equine Hospital — **Website:** Alpine Equine

[s150] - https://www.evergreenequinevet.com/services/dentistry
Titel: Dentistry — **door:** Evergreen Equine Veterinary Practice
Publicatiedatum: 2024 — **Website:** Evergreen Equine Veterinary Practice

[s151] - https://www.ksvhc.org/services/equine/timely-topics/trailtalk-April19-vaccinations.html
Titel: Vaccination Reminders — **door:** Kansas State University
Publicatiedatum: April 2019 — **Website:** Kansas State University Veterinary Health Center

[s152] - https://leginfo.legislature.ca.gov/faces/codes_displaySection.xhtml?lawCode=BPC§ionNum=4827.
Titel: Business and Professions Code - BPC Section 4827 — **door:** California Legislature
Publicatiedatum: 2021-01-01 — **Website:** leginfo.legislature.ca.gov

[s153] - https://www.depts.ttu.edu/vetschool/research/research-areas/disease-ecology-management-prevention-focus/index.php
Titel: Faculty Disease Ecology, Management, and Prevention Research Focuses — **door:** Texas Tech University
Website: Texas Tech University School of Veterinary Medicine

[s154] - https://vetmed.tamu.edu/dvm/resources/curriculum/
Titel: DVM Professional Program Curriculum — **door:** Texas A&M University
Website: Texas A&M College of Veterinary Medicine & Biomedical Sciences

[s155] - https://www.aspcapro.org/topics-shelter-medicine/intake-preventive-care
Titel: Intake & Preventive Care — **door:** American Society for the Prevention of Cruelty to Animals
Website: aspcapro.org

[s156] - https://vetmed.tennessee.edu/wp-content/uploads/sites/4/UTCVM_HorseParasiteControl.pdf
Auteur: Dr. Amy Lee Macintire & Dr. José R. Castro — **Titel:** Horse Parasite Control: Strategic Deworming
door: University of Tennessee College of Veterinary Medicine — **Publicatiedatum:** 2018-12-21
Website: vetmed.tennessee.edu — **Uitgever:** University of Tennessee College of Veterinary Medicine

[s157] - https://vet.tufts.edu/tufts-veterinary-field-service/specialties-services/equine/routine-wellness-care
Titel: Routine & Wellness Care — **door:** Tufts Veterinary Field Service
Website: Tufts University

[s158] - https://vetmedbiosci.colostate.edu/vth/wp-content/uploads/sites/7/2021/01/recommended-equine-deworming-schedule.pdf
Titel: Recommended Equine Deworming Schedule — **door:** Colorado State University
Website: Colorado State University Veterinary Medicine and Biomedical Sciences

[s159] - https://vetmed.tamu.edu/news/pet-talk/texas-am-parasitologist-offers-suggestions-for-horse-deworming-treatments-in-texas/
Auteur: Dr. Thomas Craig — **Titel:** Texas A&M Parasitologist Offers Suggestions for Horse Deworming Treatments in Texas
door: Texas A&M University — **Publicatiedatum:** July 20, 2012
Website: Texas A&M Veterinary Medicine & Biomedical Sciences

[s160] - https://edis.ifas.ufl.edu/publication/VM251
Auteur: Jennifer Bearden, Brittany Justesen, and Sally DeNotta — **Titel:** Developing a Deworming Program for Florida Horses
door: University of Florida — **Publicatiedatum:** 2023-02-16
Website: UF/IFAS Extension — **Uitgever:** UF/IFAS Veterinary Medicine—Large Animal Clinical Sciences Department

[s161] - https://www.nwequinevet.com/services/vaccines-and-deworming
Titel: Vaccinations and Deworming **door:** Northwest Equine Veterinary Associates
Website: Northwest Equine Veterinary Associates

[s162] - https://aaep.org/wp-content/uploads/2024/05/Internal-Parasite-Guidelines_Updated.pdf
Auteur: AAEP **Titel:** AAEP Internal Parasite Control Guidelines
Publicatiedatum: 2024 **Website:** aaep.org

[s163] - https://equineinstitute.org/new-blog/treating-hoof-ailments
Auteur: April Johnston **Titel:** Expert Tips for Treating Hoof Ailments & Boosting Horse Health
door: The Equine Institute **Publicatiedatum:** December 01, 2023
Website: Equine Institute

[s164] - https://cavallofarms.com/equine-elegance-a-guide-to-happy-healthy-horse-care/
Titel: Equine Elegance: A Guide to Happy & Healthy Horse Care **door:** Cavallo Farms
Publicatiedatum: February 4, 2024 **Website:** Cavallo Farms

[s165] - https://lifedatalabs.com/blog/tag/balanced-hooves/
Titel: The Importance of Maintaining a Regular Farrier Schedule **door:** Life Data Labs, Inc.
Publicatiedatum: March 30, 2018 **Website:** Life Data® Blog

[s166] - https://reiterwelt.eu/blogs/our-latest-posts/why-do-horses-need-horseshoes
Titel: Why do horses need horseshoes? **door:** ReiterWelt
Publicatiedatum: May 10, 2024 **Website:** ReiterWelt

[s167] - http://laneendfarm.com/farriery/
Titel: Professional Farrier Services at Lane End Farm in Somerset **door:** Lane End Farm
Website: Lane End Farm

[s168] - https://www.extension.purdue.edu/extmedia/id/id-321-w.pdf
Auteur: Kate Hepworth, Dr. Michael Neary, Dr. Simon Kenyon **Titel:** Hoof Anatomy, Care and Management in Livestock
door: Purdue University Cooperative Extension Service **Publicatiedatum:** 10/04
Website: Purdue University Extension **Uitgever:** Purdue University Cooperative Extension Service

[s169] - https://www.lamenessprevention.org/site_page.cfm?pk_association_webpage_menu=6600
Titel: E.L.P.O. Education Courses **door:** Equine Lameness Prevention Organization
Website: Equine Lameness Prevention Organization

[s170] - https://www.nerdfitness.com/blog/how-to-build-your-own-workout-routine/
Auteur: Steve Kamb **Titel:** How To Build Your Own Workout Routine: Plans, Schedules, and Exercises
door: Nerd Fitness **Publicatiedatum:** June 12, 2024
Website: Nerd Fitness

[s171] - https://research.med.psu.edu/oncology-nutrition-exercise/patient-guides/strength-training/
Titel: Introduction to Strength Training **door:** Penn State College of Medicine
Website: Penn State College of Medicine

[s172] - https://www.betterhealth.vic.gov.au/health/healthyliving/resistance-training-health-benefits
Titel: Resistance training – health benefits **door:** Better Health Channel
Publicatiedatum: 2007-07-31 **Website:** Better Health Channel

[s173] - https://pubmed.ncbi.nlm.nih.gov/20847704/
Auteur: Brad J Schoenfeld **Titel:** The mechanisms of muscle hypertrophy and their application to resistance training
door: Global Fitness Services **Publicatiedatum:** 2010-10
Website: PubMed **Uitgever:** J Strength Cond Res

[s174] - https://pubmed.ncbi.nlm.nih.gov/15064596/
Auteur: William J Kraemer, Nicholas A Ratamess **Titel:** Fundamentals of resistance training: progression and exercise prescription
Publicatiedatum: 2004-04 **Website:** PubMed
Uitgever: Med Sci Sports Exerc

[s175] - https://horsesport.com/magazine/health/developing-equine-athleticism-strength-fitness-plan/
Auteur: Jec Aristotle Ballou **Titel:** Developing Equine Athleticism: A Strength & Fitness Plan
door: Horse Sport **Publicatiedatum:** June 10, 2024
Website: Horse Sport

[s176] - https://www.horsejournals.com/riding-training/english/dressage/best-cavalletti-exercises-walk-trot-and-canter
Auteur: Jec Aristotle Ballou **Titel:** The Best Cavalletti Exercises for Walk, Trot, and Canter
door: Canadian Horse Journal **Publicatiedatum:** October 19, 2024
Website: Horse Journals

[s177] - https://www.horse-gym-2000.net/treadmill-study.html
Titel: Treadmill Study **door:** Horse Gym 2000 GmbH
Website: Horse Gym 2000

[s178] - https://christinakeim.com/2015/12/
Auteur: Christina Keim **Titel:** Motivating the Lazy Equine Athlete
Publicatiedatum: 2015-12-30 **Website:** christinakeim.com

[s179] - https://www.distanceriding.org/condition-horse-like-pro/
Auteur: Nancy S. Loving, DVM **Titel:** Condition Your Horse Like a Pro
door: SEDRA (South Eastern Distance Riders Association) **Publicatiedatum:** Apr 17, 2018
Website: distanceriding.org

[s180] - https://equestology.com.au/trainingscience/strengthtraining
Auteur: Equestology Sport Horse Science **Titel:** Strength Training For The Equine Athlete
Publicatiedatum: February 4, 2018 **Website:** Equestology

[s181] - https://www.ukvetequine.com/content/clinical/muscle-hypertrophy-and-its-relevance-to-horses/
Titel: Muscle Hypertrophy and Its Relevance to Horses **door:** UK Vet Equine
Website: UK Vet Equine

[s182] - https://www.ukvetequine.com/content/clinical/muscle-hypertrophy-and-its-relevance-to-horses/
Titel: Muscle Hypertrophy and Its Relevance to Horses **door:** UK Vet Equine
Website: UK Vet Equine

[s183] - https://jps.biomedcentral.com/articles/10.1007/s12576-017-0575-3
Auteur: Hirofumi Miyata, Rika Itoh, Fumio Sato, Naoya Takebe, Tetsuro Hada, Teruaki Tozaki **Titel:** Effect of Myostatin SNP on muscle fiber properties in male Thoroughbred horses during training period
Publicatiedatum: 20 October 2017 **Website:** The Journal of Physiological Sciences
Uitgever: BMC

[s184] - https://rsdjournal.org/index.php/rsd/article/view/13204
Auteur: Paula Gomes Rodrigues, Katia de Oliveira, Stéphanie de Souza Vitório Alves, Camila Fernada Fidêncio, Clístenes Gomes de Oliveira, Lahesgyla Nascimento Fontes, José Miradelson Oliveira Carvalho, Camilla Mendonça Silva, Anselmo Domingos Ferreira Santos
Titel: Muscle and biomechanical response time in patrol horses submitted to functional training
door: Universidade Federal de Sergipe, Universidade Estadual Paulista
Website: Research, Society and Development

[s185] - https://www.agrobs.de/en/know-how-advice/topics/building-muscle-through-diet-and-training-834/
Titel: Building muscle through diet and training
door: AGROBS GmbH
Website: AGROBS

[s186] - https://nouvelleresearch.com/index.php/articles/14930-building-topline-horse-importance-of-nutrition-and-gut-health
Auteur: Tom Schell
Titel: Building the Topline in the Horse: The Importance of Nutrition and Gut Health
door: Nouvelleresearch
Website: Nouvelleresearch

[s187] - https://www.vitafloor.com/news/tips-for-treating-soft-tissue-injuries-in-horses/
Titel: Tips for Treating Soft Tissue Injuries in Horses
door: Vitafloor
Publicatiedatum: 2023-08-11
Website: Vitafloor

[s188] - https://www.mdpi.com/2076-2615/13/4/657
Titel: Longitudinal Training and Workload Assessment in Young Friesian Stallions in Relation to Fitness, Part 2—An Adapted Training Program
door: MDPI
Website: MDPI
Uitgever: MDPI

[s189] - https://vet.purdue.edu/esmc/files/documents/EHU%20Summer%202023.pdf
Auteur: Megan Bolger, DVM Class of 2023; Dr. Camilla Jamieson; Drs. Carla Olave and Emily Hess; Lindsey Takacs, DVM Class of 2023
Titel: Equine Health Update
door: Purdue University
Publicatiedatum: 2023
Website: Purdue University College of Veterinary Medicine
Uitgever: Donald J. McCrosky Equine Sports Medicine Center

[s190] - https://www.kohnkesown.com/wp-content/uploads/2020/07/C7-Sacroiliac-Pain-Factsheet-2020.pdf
Auteur: Dr John Kohnke BVSc RDA
Titel: Sacroiliac Pain
door: Kohnke's Own
Publicatiedatum: 2020
Website: Kohnke's Own

[s191] - https://www.nature.com/articles/s41467-022-35390-3
Auteur: David E. Lee, Lauren K. McKay, Akshay Bareja, Yongwu Li, Alastair Khodabukus, Nenad Bursac, Gregory A. Taylor, Gurpreet S. Baht, James P. White
Titel: Meteorin-like is an injectable peptide that can enhance regeneration in aged muscle through immune-driven fibro/adipogenic progenitor signaling
door: Nature Communications
Publicatiedatum: 2022-12-09
Website: Nature
Uitgever: Nature Publishing Group

[s192] - https://veteriankey.com/biomechanics-of-locomotion-in-the-athletic-horse/
Auteur: Eric Barrey
Titel: Biomechanics of locomotion in the athletic horse
door: Veterinary Key
Website: Veterinary Key

[s193] - https://pubmed.ncbi.nlm.nih.gov/6519042/
Auteur: D H Leach, K Ormrod, H M Clayton
Titel: Standardised terminology for the description and analysis of equine locomotion
Publicatiedatum: 1984-11
Website: PubMed
Uitgever: Equine Veterinary Journal

[s194] - https://edis.ifas.ufl.edu/publication/AN332
Auteur: Laura Patterson Rosa, Carissa Wickens, Samantha A. Brooks
Titel: Genetic Selection for Gaits in the Horse
door: University of Florida
Website: UF/IFAS

[s195] - https://research.utwente.nl/files/299379592/Accurate_Horse_Gait.pdf
Auteur: Hamed Darbandi, Filipe Serra Bragança, Berend Jan van der Zwaag, Paul Havinga
Titel: Accurate Horse Gait Event Estimation Using an Inertial Sensor Mounted on Different Body Locations
door: University of Twente, Utrecht University
Publicatiedatum: 2022
Website: University of Twente
Uitgever: IEEE

[s196] - https://www.nature.com/articles/nature11399
Auteur: Lisa S. Andersson, Martin Larhammar, Fatima Memic, Hanna Wootz, Doreen Schwochow, Carl-Johan Rubin, Kalicharan Patra, Thorvaldur Arnason, Lisbeth Wellbring, Göran Hjälm, Freyja Imsland, Jessica L. Petersen, Molly E. McCue, James R. Mickelson, Gus Cothran, Nadav Ahituv, Lars Roepstorff, Sofia Mikko, Anna Vallstedt, Gabriella Lindgren, Leif Andersson, Klas Kullander
Titel: Mutations in DMRT3 affect locomotion in horses and spinal circuit function in mice
door: Nature
Publicatiedatum: 29 August 2012
Website: nature.com

[s197] - https://www.nature.com/articles/s41467-024-47443-w
Auteur: Milad Shafiee, Guillaume Bellegarda, Auke Ijspeert
Titel: Viability leads to the emergence of gait transitions in learning agile quadrupedal locomotion on challenging terrains
door: Nature Communications
Publicatiedatum: 09 April 2024
Website: nature.com
Uitgever: Nature Publishing Group

[s198] - https://link.springer.com/article/10.1007/s10803-023-06174-5
Auteur: Juan Vives-Vilarroig, Paola Ruiz-Bernardo, Andrés García-Gómez
Titel: Effects of Horseback Riding on the Postural Control of Autistic Children: A Multiple Baseline Across-subjects Design
Publicatiedatum: 21 January 2024
Website: Springer
Uitgever: Journal of Autism and Developmental Disorders

[s199] - https://www.davethindmethod.com/blog/introspection-and-proprioception
Auteur: Dave Thind
Titel: Can Past Falls or Other Long-Ago Experiences Silently be Hindering Your Progress?
door: Dave Thind Method
Publicatiedatum: 2023-09-29
Website: Dave Thind Method

[s200] - https://yourdressage.org/2019/10/09/the-neurologic-dressage-horse/
Auteur: Heather Smith Thomas
Titel: The Neurologic Dressage Horse
door: YourDressage.org
Publicatiedatum: 2019-10-09
Website: YourDressage.org

[s201] - https://www.nature.com/articles/srep08169
Auteur: Yasuhiro Fukuoka, Yasushi Habu, Takahiro Fukui **Titel:** A simple rule for quadrupedal gait generation determined by leg loading feedback: a modeling study
door: Nature Publishing Group **Publicatiedatum:** 2015-02-02
Website: Nature **Uitgever:** Scientific Reports

[s202] - https://www.horsejournals.com/riding-training/english/dressage/building-stronger-horses
Auteur: Jec A. Ballou **Titel:** Building Stronger Horses
door: Horse Journals **Publicatiedatum:** October 4, 2020
Website: Horse Journals

[s203] - https://www.equitopiacenter.com/educators/dr-karin-liebbrandt/
Auteur: Dr. Karin Leibbrandt **Titel:** Horse Rehabilitation & Training
door: Equitopia Center **Website:** Equitopia Center

[s204] - https://www.performancefooting.com/blog/horse-biomechanics/
Titel: Horse Biomechanics: The Key to Optimal Performance **door:** Performance Footing
Publicatiedatum: Aug 19, 2020 **Website:** Performance Footing

[s205] - https://pubmed.ncbi.nlm.nih.gov/19406498/
Auteur: Miroslav Janura, Christian Peham, Tereza Dvorakova, Milan Elfmark **Titel:** An assessment of the pressure distribution exerted by a rider on the back of a horse during hippotherapy
door: Palacky University Olomouc **Publicatiedatum:** 2009-04-29
Website: PubMed **Uitgever:** Hum Mov Sci

[s206] - https://jneuroengrehab.biomedcentral.com/articles/10.1186/s12984-021-00929-w
Auteur: Priscilla Lightsey, Yonghee Lee, Nancy Krenek, Pilwon Hur **Titel:** Physical therapy treatments incorporating equine movement: a pilot study exploring interactions between children with cerebral palsy and the horse
Publicatiedatum: 2021-09-06 **Website:** Journal of NeuroEngineering and Rehabilitation
Uitgever: BMC

[s207] - https://training.arioneo.com/en/the-racehorses-training-monitoring/
Auteur: Emmanuelle Van Erck **Titel:** Racehorse's Training Monitoring
door: Arioneo **Website:** Arioneo

[s208] - https://www.alancouzens.com/blog/fitness_and_health.html
Auteur: Alan Couzens, MS (Sports Science) **Titel:** Fitness, Health and Performance: One but not the same. (Lessons from our horsey friends)
Publicatiedatum: March 14th, 2015 **Website:** Alan Couzens

[s209] - https://www.e-jvc.org/journal/view.html?doi=10.17555/jvc.2023.40.6.464
Auteur: Seung-Ho Ryu, HeeEun Song, Eliot Forbes, Byung-Sun Kim, Joon-Gyu Kim, Ki-Jeong Na **Titel:** A Pilot Study on the Heart Rates of Jeju Horses during Race Trials
door: Korean Society of Veterinary Clinics **Publicatiedatum:** December 31, 2023
Website: e-jvc.org

[s210] - https://hrvtraining.com/category/programming/
Auteur: Andrew Flatt Ph.D. **Titel:** Training Load and Nutrition Impact on HRV: 10 Week Data Analysis
door: HRVtraining **Publicatiedatum:** 2013-12-06
Website: hrvtraining.com

[s211] - https://www.equinetendon.com/vitafloor-and-equine-tendon-announce-strategic-partnership-to-revolutionize-equine-rehabilitation/
Auteur: Scott Rawson **Titel:** Vitafloor and Equine Tendon Announce Strategic Partnership to Revolutionize Equine Rehabilitation
door: Vitafloor USA Inc. and Equine Tendon Ltd. **Publicatiedatum:** August 13, 2024
Website: Equine Tendon

[s212] - https://bmcvetres.biomedcentral.com/articles/10.1186/s12917-017-0969-8
Auteur: Cornelis Marinus de Bruijn, Willem Houterman, Margreet Ploeg, Bart Ducro, Berit Boshuizen, Klaartje Goethals, Elisabeth-Lidwien Verdegaal, Catherine Delesalle **Titel:** Monitoring training response in young Friesian dressage horses using two different standardised exercise tests (SETs)
door: BMC Veterinary Research **Publicatiedatum:** 14 February 2017
Website: BMC Veterinary Research **Uitgever:** BMC

[s213] - https://www.mdpi.com/2076-2615/13/4/689
Titel: Putative Role of CFSH in the Eyestalk-AG-Testicular Endocrine Axis of the Swimming Crab Portunus trituberculatus **door:** MDPI
Website: MDPI **Uitgever:** MDPI

[s214] - https://core.ac.uk/download/pdf/82145339.pdf
Auteur: Brad H. DeWeese, Guy Hornsby, Meg Stone, Michael H. Stone **Titel:** The training process: Planning for strength–power training in track and field. Part 2: Practical and applied aspects
door: Elsevier B.V. **Publicatiedatum:** 17 July 2015
Website: ScienceDirect **Uitgever:** Shanghai University of Sport

[s215] - https://feelthebyrn.blog/tag/aging-athlete/
Auteur: Gordo Byrn **Titel:** Sunday Summary 20 November 2022
Publicatiedatum: November 20, 2022 **Website:** Feel The Byrn

[s216] - https://en.magazine.clipmyhorse.tv/artikel/der-ultimative-leitfaden-zum-distanzreiten-alles-was-du-wissen-musst
Auteur: Sina Schulze **Titel:** Der ultimative Leitfaden zum Distanzreiten: Alles, was du wissen musst
door: ClipMyHorse.TV **Website:** ClipMyHorse.TV

[s217] - https://www.sportsperformancebulletin.com/training/endurance-training/peaking-the-art-of-planning-and-tapering
Auteur: Andrew Hamilton **Titel:** Peaking: the art of planning and tapering
Website: Sports Performance Bulletin

[s218] - https://www.equineultrasound.com/educational-resources/prevention-of-tendon-and-ligament-injuries
Auteur: Dr. Carol Gillis DVM, PhD, DACVSMR **Titel:** Prevention of Tendon and Ligament Injuries
door: K9 Ultrasound **Publicatiedatum:** Jan 19
Website: equineultrasound.com

[s219] - https://www.horsejournals.com/how/how-reduce-risk-training-related-injuries
Auteur: Jodie Santarossa, DVM, CVA, CERT **Titel:** How to Reduce the Risk of Training Related Injuries
door: Horse Journals **Publicatiedatum:** October 11, 2024
Website: Horse Journals

[s220] - https://horsenetwork.com/2016/12/keeping-your-performance-horse-sound/
Auteur: Dr. David Ramey **Titel:** Keeping Your Performance Horse Sound
door: Horse Network **Publicatiedatum:** December 10, 2016
Website: Horse Network

[s221] - https://vorl.vetmed.ucdavis.edu/sites/g/files/dgvnsk4731/files/inline-files/Racing_Injury_Prevention_Program_Report.pdf

Auteur:	Susan M. Stover, DVM, PhD, Dipl ACVS	**Titel:**	Racing Injury Prevention Program Report
door:	University of California Davis	**Publicatiedatum:**	July 2011 - June 2013
Website:	University of California Davis	**Uitgever:**	California Horse Racing Board

[s222] - https://vet.arioneo.com/en/blog/muscular-contractures-in-sport-horses-management-and-prevention-thanks-to-technology/

Titel:	Muscular contractures in athletic horses: management and prevention through technology	**door:**	ARIONEO
Publicatiedatum:	May 31, 2023	**Website:**	vet.arioneo.com

Afbeeldingsbronnen

Informatie over alle volgende afbeeldingen

Geen van de afbeeldingen is gewijzigd, alleen de resolutie is aangepast.
Alle afbeeldingen behouden hun oorspronkelijke licentie.
Ondanks zorgvuldige controle kan de nauwkeurigheid en toewijzing van afbeeldingen niet worden gegarandeerd.
Alle afbeeldingen zijn uiteindelijk opgehaald en geverifieerd 2024-12-06.

Gebruikte licenties

CC BY-SA 4.0	https://creativecommons.org/licenses/by-sa/4.0
No restrictions	https://www.flickr.com/commons/usage/
CC BY-SA 2.0	https://creativecommons.org/licenses/by-sa/2.0
CC BY 4.0	https://creativecommons.org/licenses/by/4.0
CC0	http://creativecommons.org/publicdomain/zero/1.0/deed.en
CC BY-SA 3.0	http://creativecommons.org/licenses/by-sa/3.0/
FAL	http://artlibre.org/licence/lal/en
GFDL 1.2	http://www.gnu.org/licenses/old-licenses/fdl-1.2.html
CC BY-SA 1.0	https://creativecommons.org/licenses/by-sa/1.0
CC BY-SA 3.0 de	https://creativecommons.org/licenses/by-sa/3.0/de/deed.en

Afbeeldingscredits

[i1] - https://upload.wikimedia.org/wikipedia/commons/4/4a/Cartilage_hyaline1.jpg
Date: 2008-06-03   door: Echinaceapallida
License: CC BY-SA 4.0 (https://creativecommons.org/licenses/by-sa/4.0)

[i2] - https://upload.wikimedia.org/wikipedia/commons/e/ea/Sabot_en_babouche_01.jpg
Date: 2022-04-26   door: .Anja.
Kunstenaar: Anne Jea.   License: CC BY-SA 4.0 (https://creativecommons.org/licenses/by-sa/4.0)

[i3] - https://upload.wikimedia.org/wikipedia/commons/7/7a/Veterinary_notes_for_horse_owners_-_a_manual_of_horse_medicine_and_surgery_%281903%29_%28147817823702%29.jpg
Date: 1903   door: Fæ
Kunstenaar: Internet Archive Book Images   License: No restrictions (https://www.flickr.com/commons/usage/)

[i4] - https://upload.wikimedia.org/wikipedia/commons/1/1a/Renegade_Hoof_Boots_Classic.png
Date: 2022-06-09   door: Lwolfe63
License: CC BY-SA 4.0 (https://creativecommons.org/licenses/by-sa/4.0)

[i5] - https://upload.wikimedia.org/wikipedia/commons/9/91/Annual_report_of_the_American_Museum_of_Natural_History_for_the_year_%281907%29_%2818433410951%29_%28cropped%29.jpg
Date: 1907   door: Kersti Nebelsiek
Kunstenaar: Internet Archive Book Images   License: No restrictions (https://www.flickr.com/commons/usage/)

[i6] - https://upload.wikimedia.org/wikipedia/commons/f/f6/The_Horse_-_its_treatment_in_health_and_disease%2C_with_a_complete_guide_to_breeding%2C_training_and_management_%281905%29_%2814763801912%29.jpg
Date: 1905   door: Fæ
Kunstenaar: Internet Archive Book Images   License: No restrictions (https://www.flickr.com/commons/usage/)

[i7] - https://upload.wikimedia.org/wikipedia/commons/c/c0/Horse_nose_01.jpg
Date: 2023-07-21   door: .Anja.
Kunstenaar: Anja   License: CC BY-SA 4.0 (https://creativecommons.org/licenses/by-sa/4.0)

[i8] - https://upload.wikimedia.org/wikipedia/commons/d/d5/Normal_lung_Alveoli_%283678762542%29.jpg
Date: 2008-07-10   door: Netha Hussain
Kunstenaar: Yale Rosen   License: CC BY-SA 2.0 (https://creativecommons.org/licenses/by-sa/2.0)

[i9] - https://upload.wikimedia.org/wikipedia/commons/b/bc/E_coli_at_10000x%2C_original.jpg
Date: 2005-03 **door:** Brian0918
Kunstenaar: Photo byfkfkrErbe, digital colorization by **License:** Public domain
Christopher Pooley, both of USDA, ARS, EMU.

[i10] - https://upload.wikimedia.org/wikipedia/commons/7/78/Purine_Nucleoside_Phosphorylase.jpg
Date: 2004-12-17 **door:** Chris 73
License: Public domain

[i11] - https://upload.wikimedia.org/wikipedia/commons/d/d2/Histological_Structure_of_Large_Intestine.jpg
Date: 2022-03-15 **door:** S.M.M.Musabbir Uddin
License: CC BY-SA 4.0
(https://creativecommons.org/licenses/by-sa/4.0)

[i12] - https://upload.wikimedia.org/wikipedia/commons/c/c1/Horse_retinal_neuron.jpg
Date: 2021-03-26 **door:** Katshutko
License: CC BY 4.0 (https://creativecommons.org/licenses/by/4.0)

[i13] - https://upload.wikimedia.org/wikipedia/commons/8/89/Astrocyte.jpg
Date: 13 November 2005 **door:** File Upload Bot (Magnus Manske)
Kunstenaar: Lka **License:** Attribution

[i14] - https://upload.wikimedia.org/wikipedia/commons/7/77/Bovine_Pulmonary_Artery_Endothelial_Cells_Fluorescent_Image.jpg
Date: 2019-12-06 **door:** Erin Rod
License: CC BY 4.0 (https://creativecommons.org/licenses/by/4.0)

[i15] - https://upload.wikimedia.org/wikipedia/commons/d/db/Naturalis_Biodiversity_Center_-_Gypsum_-_mineral.jpg
Date: 2014-08-06 **door:** Hansmuller
Kunstenaar: Naturalis Biodiversity Center **License:** CC0
(http://creativecommons.org/publicdomain/zero/1.0/deed.en)

[i16] - https://upload.wikimedia.org/wikipedia/commons/4/40/Natural_Copper_Ore_Macro_1.JPG
Date: 2007-07-24 **door:** Digon3
License: CC BY-SA 3.0 (http://creativecommons.org/licenses/by-
sa/3.0/)

[i17] - https://upload.wikimedia.org/wikipedia/commons/6/6a/Manganese_Ore.jpg
Date: 2015-03-20 **door:** Thamizhpparithi Maari
License: CC BY-SA 4.0
(https://creativecommons.org/licenses/by-sa/4.0)

[i18] - https://upload.wikimedia.org/wikipedia/commons/f/f9/Zinc_fragment_sublimed_and_1cm3_cube.jpg
Date: 2010-10-02 **door:** Alchemist-hp
License: FAL (http://artlibre.org/licence/lal/en)

[i19] - https://upload.wikimedia.org/wikipedia/commons/3/3d/Cholecalciferol-3d.png
Date: 5/6/07 **door:** Trlkly
Kunstenaar: Sbrools **License:** CC BY-SA 3.0 (http://creativecommons.org/licenses/by-
sa/3.0/)

[i20] - https://upload.wikimedia.org/wikipedia/commons/d/d2/Cobalt_Sample.jpg
Date: 2014-11-30 **door:** Tjdenholm
Kunstenaar: Tim Denholm **License:** CC BY 4.0 (https://creativecommons.org/licenses/by/4.0)

[i21] - https://upload.wikimedia.org/wikipedia/commons/f/f0/Vitamin-E-from-xtal-3D-bs-17.png
Date: 2023-10-22 **door:** Benjah-bmm27
Kunstenaar: Ben Mills **License:** Public domain

[i22] - https://upload.wikimedia.org/wikipedia/commons/d/d9/Horse_drawn_hearse_horse_City_of_London_Cemetery_2_lighter.jpg
Date: 2020-04-23 **door:** Acabashi
License: CC BY-SA 4.0
(https://creativecommons.org/licenses/by-sa/4.0)

[i23] - https://upload.wikimedia.org/wikipedia/commons/e/ea/Thyme-Bundle.jpg
Date: 2011-09-28 **door:** Evan-Amos
License: CC0
(http://creativecommons.org/publicdomain/zero/1.0/deed.en)

[i24] - https://upload.wikimedia.org/wikipedia/commons/f/f3/Eucalyptus_trees_in_Agioi_Apostoli._Crete%2C_Greece.jpg
Date: 2019-09-13 **door:** Ввласенко
License: CC BY-SA 3.0
(https://creativecommons.org/licenses/by-sa/3.0)

[i25] - https://upload.wikimedia.org/wikipedia/commons/c/c0/Foeniculum_July_2011-1a.jpg
Date: 2011-07-07 **door:** Alvesgaspar
License: CC BY-SA 3.0
(https://creativecommons.org/licenses/by-sa/3.0)

[i26] - https://upload.wikimedia.org/wikipedia/commons/8/8c/Mentha_arvensis_-_p%C3%B5ldm%C3%BCnt_Keila.jpg
Date: 2013-07-11 **door:** Iifar
Kunstenaar: Ivar Leidus **License:** CC BY-SA 3.0
(https://creativecommons.org/licenses/by-sa/3.0)

[i27] - https://upload.wikimedia.org/wikipedia/commons/2/2f/Dried_Star_Anise_Fruit_Seeds.jpg
Date: 2017-11-12 **door:** Sanjay ach
Kunstenaar: Sanjay Acharya **License:** CC BY-SA 4.0
(https://creativecommons.org/licenses/by-sa/4.0)

[i28] - https://upload.wikimedia.org/wikipedia/commons/1/10/Salvia_pratensis_006.jpg
Date: 2012-06-16 **door:** Llez
Kunstenaar: H. Zell **License:** CC BY-SA 3.0
(https://creativecommons.org/licenses/by-sa/3.0)

[i29] - https://upload.wikimedia.org/wikipedia/commons/5/5b/Curcuma_longa_roots.jpg
Date: 2014-03-22 **door:** Laitche
Kunstenaar: Simon A. Eugster **License:** CC BY-SA 3.0
(https://creativecommons.org/licenses/by-sa/3.0)

[i30] - https://upload.wikimedia.org/wikipedia/commons/b/b5/Gesloten_bloem_van_de_paardenbloem_%28Taraxacum_officinale%29_09-05-
2021._%28d.j.b%29_02.jpg
Date: 2021-05-09 **door:** Famberhorst
Kunstenaar: Dominicus Johannes Bergsma **License:** CC BY-SA 4.0
(https://creativecommons.org/licenses/by-sa/4.0)

[i31] - https://upload.wikimedia.org/wikipedia/commons/a/a7/Chamomile%40original_size.jpg
Date: 2005-05-28 **door:** Fir0002
License: GFDL 1.2 (http://www.gnu.org/licenses/old-licenses/fdl-
1.2.html)

[i32] - https://upload.wikimedia.org/wikipedia/commons/7/78/Medicago_sativa_-_harilik_lutsern_Keilas.jpg
Date: 2013-07-25 **door:** Iifar
Kunstenaar: Ivar Leidus **License:** CC BY-SA 3.0
(https://creativecommons.org/licenses/by-sa/3.0)

[i33] - https://upload.wikimedia.org/wikipedia/commons/6/69/Echinacea_purpurea_in_Aboul.jpg
Date: 2017-07-17 **door:** Tournasol7
Kunstenaar: Krzysztof Golik **License:** CC BY-SA 4.0
(https://creativecommons.org/licenses/by-sa/4.0)

[i34] - https://upload.wikimedia.org/wikipedia/commons/b/be/00_0838_Frucht_der_Pflanze_%E2%80%9EEchtes_S%C3%BCssholz%E2%80%9C_%28Glycyrrhiza_glabra%29.jpg
Date: 2019-09-21 door: W. Bulach
License: CC BY-SA 4.0 (https://creativecommons.org/licenses/by-sa/4.0)

[i35] - https://upload.wikimedia.org/wikipedia/commons/1/14/Origanum_vulgare_-_harilik_pune.jpg
Date: 30 June 2013, 21:36:21 door: Iifar
Kunstenaar: Ivar Leidus License: CC BY-SA 3.0 (https://creativecommons.org/licenses/by-sa/3.0)

[i36] - https://upload.wikimedia.org/wikipedia/commons/7/7e/Dry_Ginger_1.jpg
Date: 2018-09-06 door: Peiyushk
Kunstenaar: Piyush Kothari License: CC BY-SA 4.0 (https://creativecommons.org/licenses/by-sa/4.0)

[i37] - https://upload.wikimedia.org/wikipedia/commons/b/b7/Knoblauch_%28Allium_sativum%29-20200621-RM-085344.jpg
Date: 2020-06-21 door: Ermell
License: CC BY-SA 4.0 (https://creativecommons.org/licenses/by-sa/4.0)

[i38] - https://upload.wikimedia.org/wikipedia/commons/d/dd/Moringa_oleifera_kz01.jpg
Date: 2024-02-21 door: Kenraiz
License: CC BY-SA 4.0 (https://creativecommons.org/licenses/by-sa/4.0)

[i39] - https://upload.wikimedia.org/wikipedia/commons/4/49/Plagiomnium_affine_laminazellen.jpeg
Date: created door: René Esposito
Kunstenaar: Fabelfroh License: CC BY-SA 3.0 (http://creativecommons.org/licenses/by-sa/3.0/)

[i40] - https://upload.wikimedia.org/wikipedia/commons/6/63/Calendula_officinalis_flowerbud_22122014_%281%29.jpg
Date: 2014-12-22 door: Joydeep
License: CC BY-SA 3.0 (https://creativecommons.org/licenses/by-sa/3.0)

[i41] - https://upload.wikimedia.org/wikipedia/commons/9/97/Hypericum_perforatum20110702_023.jpg
Date: 2011-07-02 door: Bff
License: CC BY-SA 4.0 (https://creativecommons.org/licenses/by-sa/4.0)

[i42] - https://upload.wikimedia.org/wikipedia/commons/3/37/Plantago_lanceolata_-_Kulna.jpg
Date: 20 June 2022, 22:02 door: Iifar
Kunstenaar: Ivar Leidus License: CC BY-SA 4.0 (https://creativecommons.org/licenses/by-sa/4.0)

[i43] - https://upload.wikimedia.org/wikipedia/commons/9/94/Myrrh.JPG
Date: 14 February 2005 door: Gaius Cornelius
License: Public domain

[i44] - https://upload.wikimedia.org/wikipedia/commons/4/4c/Dr.Umasankar_Mohanty_Demonstrating_Manual_Therapy_Techniques.jpg
Date: 2009-01-18 door: Prof.mohanty
License: CC BY-SA 4.0 (https://creativecommons.org/licenses/by-sa/4.0)

[i45] - https://upload.wikimedia.org/wikipedia/commons/2/24/KT_tape_on_the_back_of_adult_male.jpg
Date: 2021-02-27 door: Whoisjohngalt
License: CC BY-SA 4.0 (https://creativecommons.org/licenses/by-sa/4.0)

[i46] - https://upload.wikimedia.org/wikipedia/commons/7/77/Shiatsu_massage_set-up.jpg
Date: 2007-10-08 door: Flickr upload bot
Kunstenaar: Lee Haywood License: CC BY-SA 2.0 (https://creativecommons.org/licenses/by-sa/2.0)

[i47] - https://upload.wikimedia.org/wikipedia/commons/3/30/Ost%C3%A9opathie_%C3%A9quine_ESOAA.JPG
Date: 2008-09-08 door: Animatum
License: CC BY-SA 3.0 (https://creativecommons.org/licenses/by-sa/3.0)

[i48] - https://upload.wikimedia.org/wikipedia/commons/5/58/Mare_repro_palpate_%285877979030%29.jpg
Date: 2008-04-08 door: Montanabw
Kunstenaar: eXtensionHorses License: CC BY-SA 2.0 (https://creativecommons.org/licenses/by-sa/2.0)

[i49] - https://upload.wikimedia.org/wikipedia/commons/c/c3/Homeopathic_Medicine.jpg
Date: 2020-10-05 door: Dr. Moumita Sahana
License: CC BY-SA 4.0 (https://creativecommons.org/licenses/by-sa/4.0)

[i50] - https://upload.wikimedia.org/wikipedia/commons/8/8f/Grooming_Horse_by_Robert_Polhill_Bevan_-_Robert_Polhill_Bevan_-_ABDAG002290.jpg
Date: 1909 door: Watty62
Kunstenaar: class="fn value"> Robert Polhill Bevan License: Public domain

[i51] - https://upload.wikimedia.org/wikipedia/commons/f/fa/Zaniskari_Horse_in_Ladakh.jpg
Date: 2018-06-26 door: Justlettersandnumbers
Kunstenaar: Eatcha License: CC BY-SA 4.0 (https://creativecommons.org/licenses/by-sa/4.0)

[i52] - https://upload.wikimedia.org/wikipedia/commons/5/52/BMW_Polo_Masters_Meg%C3%A8ve_2014_-_bandages.jpg
Date: 2014-01-26 door: Ludo29
Kunstenaar: Ludovic Péron License: CC BY-SA 3.0 (https://creativecommons.org/licenses/by-sa/3.0)

[i53] - https://upload.wikimedia.org/wikipedia/commons/f/f6/Kuskokwim_Reconnaissance_expedition_members_leading_horses_across_ice_field_on_the_west_side_of_Simpson_Pass%2C_Alaska_Range_%28AL%2BCA_3763%29.jpg
Date: August door: BMacZeroBot
Kunstenaar: class="fn value"> Unknown author License: Public domain

[i54] - https://upload.wikimedia.org/wikipedia/commons/8/80/Self-adhering-bandage.png
Date: 2020-03-23 door: Baedr-9439
License: CC0 (http://creativecommons.org/publicdomain/zero/1.0/deed.en)

[i55] - https://upload.wikimedia.org/wikipedia/commons/f/f7/Rotavirus.jpg
Date: 2006-01-24 door: Ciszewski W~commonswiki
Kunstenaar: F.P. Williams, U.S. EPA License: Public domain

[i56] - https://upload.wikimedia.org/wikipedia/commons/b/b7/Human_fibrinogen_3GHG.png
Date: 2019-11-14 door: 5-HT2AR
License: CC0 (http://creativecommons.org/publicdomain/zero/1.0/deed.en)

[i57] - https://upload.wikimedia.org/wikipedia/commons/2/26/160504-A-PY568-001_%2826328283963%29.jpg
Date: 2016-05-10 door: Vanished Account Byeznhpyxeuztibuo
Kunstenaar: U.S. Department of Defense Current Photos License: Public domain

[i58] - https://upload.wikimedia.org/wikipedia/commons/0/03/Horse-Vaccination.jpeg
Date: 1940 **door:** Eubulides
Kunstenaar: United States. Farm Security Administration. **License:** Public domain
Office of War Information Photograph Collection.
Photographer is Wilbur Staats.

[i59] - https://upload.wikimedia.org/wikipedia/commons/9/9b/Chestnut_horse_hoof.JPG
Date: 2014-04-29 **door:** Montanabw
License: CC BY-SA 3.0
(https://creativecommons.org/licenses/by-sa/3.0)

[i60] - https://upload.wikimedia.org/wikipedia/commons/c/c5/A_blacksmith_at_work.jpg
Date: 2009-08-24 **door:** Wizard191
Kunstenaar: Moose Jaw Times Herald **License:** CC BY-SA 1.0
(https://creativecommons.org/licenses/by-sa/1.0)

[i61] - https://upload.wikimedia.org/wikipedia/commons/a/af/Hooves_with_special_horseshoes_02.jpg
Date: 2024-08-11 **door:** Kritzolina
License: CC BY-SA 4.0
(https://creativecommons.org/licenses/by-sa/4.0)

[i62] - https://upload.wikimedia.org/wikipedia/commons/a/ac/Man_jumping_over_a_pommel_horse._Man_waiting_in_line_behin
d_him%2C_NINO_F_Scholten_photographic_print_19_1449.tiff
Date: Between **door:** Mr.Nostalgic
Kunstenaar: Frank Scholten **License:** Public domain

[i63] - https://upload.wikimedia.org/wikipedia/commons/8/86/Cavaletti_Systembalken_aus_verletzungsfreiem_Kunststoff.jpg
Date: 2016-10-01 **door:** Wdwdbot
Kunstenaar: Sylvia Naundorf **License:** CC BY-SA 3.0 de
(https://creativecommons.org/licenses/by-sa/3.0/de/deed.en)

[i64] - https://upload.wikimedia.org/wikipedia/commons/4/4e/Horse_Altai_05.jpg
Date: 2013-06-08 **door:** Alexandr frolov
License: CC BY-SA 4.0
(https://creativecommons.org/licenses/by-sa/4.0)

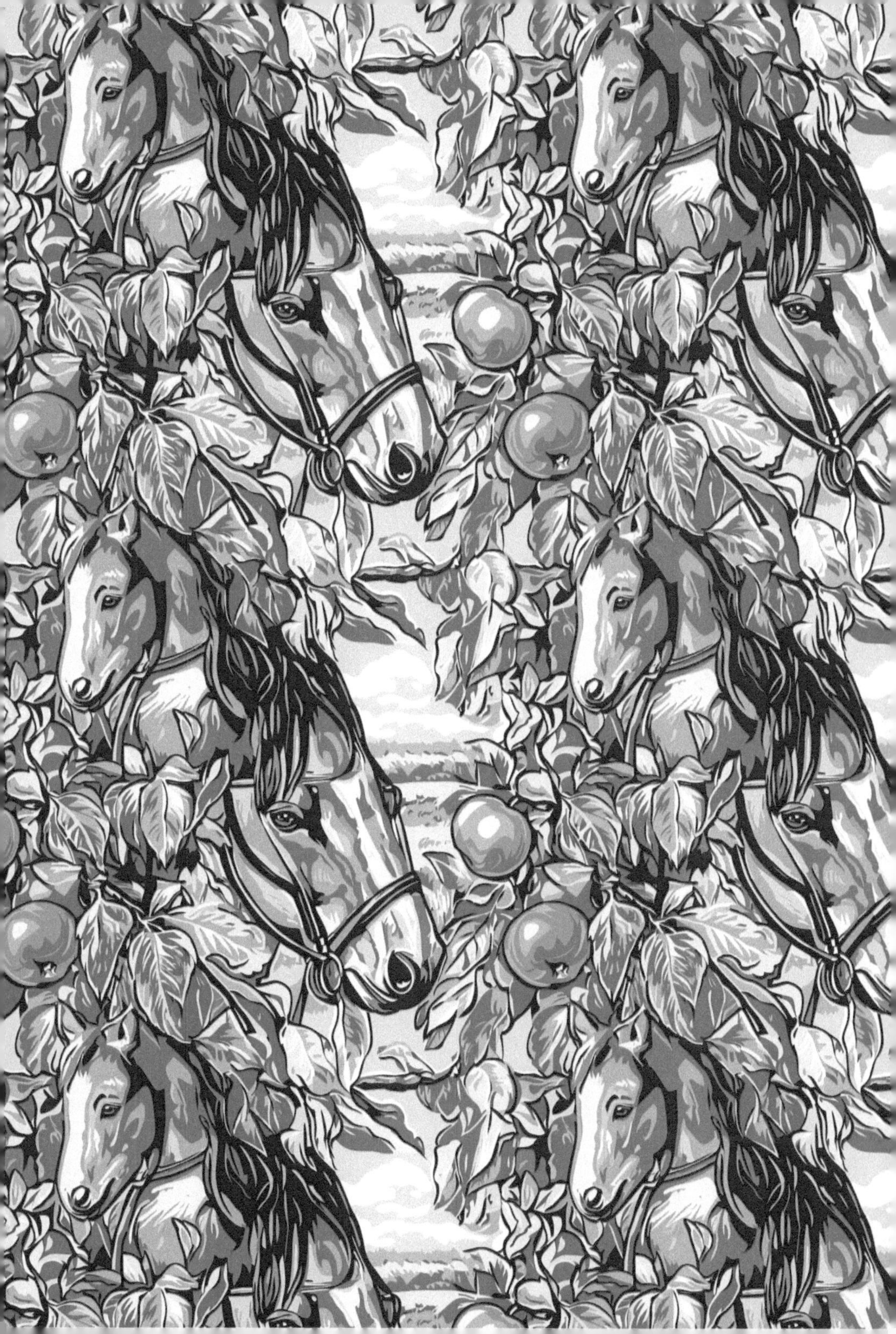